JN239304

糖と脂で体は壊れる

疲労、病気、老化の原因「糖化」の正体

米井 嘉一
Yoshikazu Yonei

池田書店

はじめに

私が同志社大学で日本初となる抗加齢医学専門の研究機関の教授に就任して約20年。日本においても「アンチエイジング」という概念がだいぶ定着してきたように思います。その成果であるかどうかはわかりませんが、最近は、実年齢よりも見た目が若い人も増えてきたように感じます。

しかし、見た目は若いかもしれませんが、体の中身はどうでしょう？

健康診断で血糖値や中性脂肪、コレステロールの数値が基準値より高くなっていませんか？　本書を手に取ったということは、もしかしたら健康面で気になる問題があるのかもしれません。今までは普通に飲み食いをし、運動なんてしなくても健康だったのに、30～40代になってから急に体のあらゆるところで危険信号が出てくるようになり、少し不安になってきたという人もいるのではないでしょうか？

中年に差しかかったところで経験する、この「体の曲がり角（＝衰え）」。これらを招く原因のほとんどを占めているのが、栄養過多の生活です。

なかでも特に注意してほしいのが、「糖と脂」の摂りすぎ。このふたつの栄養素は、味の観点からするとものすごく美味しい組み合わせで、つい食べすぎてしまいます。ところが、体のなかに糖と脂が過剰に入ってくると、細胞の分子レベルでさまざまなよくない反応が起こり、この反応がやがて不調や病気の原因となり、健康診断の数値を悪化させてしまうのです。

本編で詳しく解説しますが、「糖化」という現象によって変性したタンパク質が発生するのですが、これがいわゆる体を老化させ、私たちの本来あるべき健康機能を奪っていくのです。

そして、これまでは糖化を予防するために、糖質制限ばかりが注目されてきましたが、近年の研究で脂質の過剰摂取も糖化を招くことがわかってきています。しかも、これらふたつの栄養素の陰には、私たちの健康を奪う恐るべき「黒幕」が暗躍していることが明らかになったのです。

本書では、糖と脂の過剰摂取がいかに私たちの健康を脅かすのか、さらに最新の研究で明らかになった新事実や、今からでも決して遅くない病気・老化対策をわかりやすく解説していきます。これらの情報が皆さんの健康と幸せにひと役買うことができれば幸いです。

同志社大学生命医科学部
アンチエイジングリサーチセンター教授
米井嘉一

糖尿病、脂質異常症、肥満、肌の老化……悩みの原因のほとんどは「糖化」

糖を過剰に摂取すると、血液中の糖濃度が上がり、**高血糖状態**になります。血糖値が高くなると、基本的に膵《すい》臓からインスリンというホルモンが分泌され、血糖を細胞内に取り込んで、正常な糖濃度に戻すという機能が働きます。このとき、インスリンの分泌や機能が低下してしまうと、高血糖状態が常に続くようになるのですが、この症状を糖尿病といいます。

この糖尿病、つまり高血糖状態のなにが問題なのかというと、**体のあらゆる部位でさまざまな合併症を起こす**ということです。

認知症などの脳への影響、白内障をはじめとする目の病気、動脈硬化に起因する心疾患、腎臓の機能低下を招く腎症など、ほぼ全身に影響を及ぼします。また、栄養過多による脂質異常症や肥満、メタボ、肌の老化など病気以外にもさまざまな問題を引き起こします。

では、高血糖になると、なぜこのような合併症を引き起こすのでしょうか？　それは「糖化」という現象によって起こります。「酸化」なら聞いたことがあるけれど、「糖化」というのはあまり馴染みのない言葉かもしれません。

糖化とは、体のなかにあるタンパク質が、糖と反応して結びつくこと。そして、糖化によって最終的に生み出された「変性タンパク質（糖タンパク質）」のことを**「AGEs（エイジス）」**といいます。

体内のタンパク質は、内臓や筋肉、血管、骨といった体そのものを構成するだけでなく、免疫やホルモンといった生理的な機能も担っています。しかし、糖化によってこれらのタンパク質が、見かけは普通のタンパク質でも、本来的な機能を失ってしまった偽物のAGEsに置き換わり、それがどんどん進行してしまうと、私たちの体はいわば**偽物のタンパク質で構成された「AGEs人間」になってしまう**のです。そうなると、体のさまざまなところで正常な機能を果たせなくなり、それが病気や老化の原因となるのです。

「糖質」「脂質」の摂りすぎから糖化を引き起こす「黒幕」とは⁉

糖尿病は、過剰な糖摂取などを原因として起こる病気です。つまり、**糖化もたくさん糖質を摂りすぎることで発生リスクが高まります**。そのため、糖尿病患者を治療するにあたり、医師は糖質の摂取制限を指導し、血糖値を下げることに注力します。それ自体は、医学的に正しい治療方針といえるのですが、実はそれだけでは足りません。

最近の研究で、**脂質を摂りすぎることでも糖化を引き起こす**ことがわかってきています。ですから、糖質の摂取を減らしたからといって、揚げ物や炒め物など脂質たっぷりの食事メインの生活を続けていると、糖化のリスクは減らないのです。

現在は、飽食の時代といわれていますが、意外にも摂取カロリー自体は、50年前と比べてもそれほど大幅に増えているわけではありません。やはり、欧米型の食生活が一般化したことで、**動物性脂肪の摂取割合が大幅に増えている**のが大きな違いといえるでしょう。しかも、都市型のライフスタイルがベースとなり、社会のインフラが整備され、私たちの暮らしはどんどん便利になっていきました。それと反比例するように、体を積極的に使う機会が減り、肉体的な負荷が少ない**「運動不足な生活」が当たり前**になっています。コロナ禍をきっかけとしたテレワークの浸透などもそれに拍車をかけているような状況です。

つまり、糖質や脂質の過剰摂取に加えて、運動不足、さらにストレス社会の影響で睡眠の質も低下している傾向にあり、**現代はますます糖化が進みやすい環境にある**といえます。

そんな糖化リスクの高い生活は、今すぐにでも改善したほうがよいのです。糖質は1日の摂取カロリー全体のうち70％を超えたら摂りすぎですし、脂質は30％を超えたら要注意。まずは、食生活のバランスを改善することが大切です。

また、糖質や脂質の摂りすぎが引き起こす糖化。実は、これらふたつの栄養素を糖化に導く「黒幕」が存在します。**その黒幕となる物質は、細胞膜の奥まですり抜けていき、体の至るところで攻撃を仕掛け、そのダメージをきっかけに糖化を誘発する**とんでもない悪党。その正体は、本編で明らかにしていきます。

糖化で壊れた体は「3ヵ月で改善」できる！

糖化によってＡＧＥｓが生成され、体のあらゆる機能が低下し、病的に老化が進んでいくような状態になったら、もう二度と元には戻れないのでしょうか？

結論からいえば、**改善は3ヵ月あれば可能**です。

抗加齢医学や予防医学の現場では、ＡＧＥリーダーという皮膚・皮下の血管壁に蓄積されたＡＧＥｓを検出する機械を用いて、ＡＧＥｓ値を測定しています。著者の場合、良好な状態であれば1・6（28歳相当）、悪いときで2・3（68歳相当、単位はありません）くらいの数値が出ます。たとえ2・3という悪い数値が出たとしても、生活習慣を改善することで、またよいときの数値に戻すことができます。

AGEs値を改善するための基本的なアプローチは、食事・運動・睡眠です。数値が悪いときの傾向としては、大体生活が忙しく、コンビニ食で食事を短時間に済ませたり、睡眠不足になっていたりすることがほとんど。そういった状況を改善するだけでも、しばらくするとAGEs値は改善されていきます。

食事については本編で詳しく解説しますが、**タンパク質2割、脂質2割、糖質6割**を心がけます。糖質と脂質を減らしながら、タンパク質の摂取を増やすことを意識するとよいでしょう。運動は、なんでもよいので**今よりプラス15分の運動習慣をつける**こと。**睡眠は7時間半を目安にしっかり眠る**ことがポイントです。

さらには、生活習慣の前提として**喫煙はやめる**こと。喫煙は、酸化ストレスで活性酸素などが増え、そこから糖化も進んでAGEsが増えます。また、**過剰な飲酒も避けましょう**。

糖尿病患者の待合室の会話で、「お酒を飲んでも血糖値が上がらないから大丈夫」という話が流行ったことがあります。でも、これはまったくのデタラメ。アルコールも肝臓で代謝される過程で糖化を誘発し、AGEsを増やす原因になります。

このように、なにごとも過剰になってしまう生活習慣をやめれば、早くて3ヵ月もすると、AGEsは確実に減っていくでしょう。

第3章 こんな悩みも実は「糖と脂」が犯人だった!?

第4章 実は糖化が原因!? 老化の科学

第5章 糖と脂に要注意！「糖化」から体を守る方法

参考文献

『アンチエイジングは習慣が9割』米井嘉一著（三笠書房）
『若返りホルモン』米井嘉一著（集英社）
『「抗糖化」で何歳からでも美肌は甦る』米井嘉一著（メディアファクトリー）
『イラスト図解 老化と寿命のしくみ』米井嘉一著（日本実業出版社）
『はたらく内臓 元気のしくみと不調の原因がわかる！内臓機能大全』坂井建雄 監修（中央公論新社）

第1章

人間は、老いる運命に抗えないのか？

「老化スイッチ」に切り替わると、人間は老い始める

「正常な老化」と「病的な老化」とは？

日本人の平均寿命は女性が87・14歳、男性が81・09歳です（2023年）。このうち、「病院通いはしているものの、認知症やがんもなく、寝たきりでもない、自立した生活を送れている」という条件で定義した「健康寿命」の平均の場合、平均寿命との間には女性が約12歳、男性が約9歳の差があります。アンチエイジングの観点からすると、この**健康寿命をできるだけ長く延伸させる**ことが最大の目的となるわけです。

しかし、人間は歳をとれば必ず老いてくるもの。体の至るところに機能的な衰えが見え始

め、生活習慣病などの問題に頭を悩ませる時期が必ず訪れます。

日本は高齢化が進み、１００歳以上の高齢者も増えていることから、「人生１００年時代」などといわれていますが、その一方で**40～50代の現役世代からは、「疲れやすい。気力が湧かない。腰が重い」といったなんとなくの不調を訴えるケースが年々増えている**ように思います。

実際に１００歳超の人々（百寿者）を調査した大規模な研究が、アメリカや日本で行われており、糖尿病の発症率が70～80代で20％であるのに対し、百寿者ではわずか６％と圧倒的に少ない結果が出ています。このデータから考えられるのが、**人間には「老化のバランス」に良し悪しがある**ということです。

予防医学の観点からすると、実年齢というものはさほど意味を持たず、重要なのは体の機能が正常に保たれているのかという「機能年齢」にあるということです。

体の機能というのは、生活習慣に深く影響を受けるもの。暴飲暴食や運動不足、睡眠不足といった不摂生は、一時的なものであれば問題ありません。しかし、これらが長年の習慣となって蓄積していけば、40～50代になって不調や病気、老化の兆候が出てくるのも仕方のないことです。このような場合は、悪しき生活習慣の結果として、老化のバランスが悪い「病的な老化」が進行してしまっている状態といえるでしょう。

こうしてみると、実は**老化も生活習慣病のひとつである**と考えることができます。生活習慣病であるからには、老化も生活の改善によって防げるものなのです。

では、病的な老化とは具体的にどういう状態をいうのでしょう？

それは下記の図に、４つのキーワードで示しました。**「さびる」**は酸化作用、**「しぼむ」**は内分泌機能の低下によるホルモンの減少で、**「風化する」**は気力の減退、そして最後の**「黄ばむ（コゲる）」**は、いわゆる糖化による糖とタンパク質が結びつくことで起こるＡＧＥｓの影響です。ＡＧＥｓは基本的に黄褐色なので「コゲる」と表現することができます。

病的な老化というのは、体内でこれらの現象が起こっている状態を指します。

老化の４つのキーワード

① さびる
活性酸素などによる「酸化作用」

② しぼむ
内分泌系の変化による「ホルモンの減少」

③ 風化する
生きがいを失ったような「ネガティブ思考」

④ 黄ばむ(コゲる)
タンパク質と糖が反応する「糖化」

遺伝子には「若者パターン」と「老化パターン」がある

老化のメカニズムには遺伝も影響しているといえますが、その影響の割合はわずか1割。かつては著者も3割くらいといっていた時期がありましたが、今は**遺伝子すら生活環境に依存する**ものであると考えています。ゆえに遺伝が1割で、生活習慣が9割なのです。

遺伝子の働きには、オンとオフの切り替えスイッチがあり、若者と高齢者では働きに違いがあります。※いわば**遺伝子の「若者パターン」と「老化パターン」の切り替えがあり、老化パターンが発動すると、さまざまな不調や機能的な衰えが表れる**わけです。

たとえば、中年以降になると痛みやかゆみを感じやすくなるのは、痛みを感じるシステムに関する遺伝子が働きだすためであり、局所での炎症も遺伝子の働きで起こりやすくなります。また、歳をとるにつれ、ストレスへの耐性も遺伝子の働きの影響で弱くなってきます。若い頃はすぐに立ち直れたのに、高齢になるほどダメージが大きくなるのです。

遺伝子の老化パターンへのスイッチの切り替えは、生活習慣が乱れているほど早くなります。アンチエイジングの観点では、若いうちから生活習慣を改善し、できるだけ遺伝子の老化パターンへの切り替えを遅くするというのが、重要なポイントとなります。

※これは「エピゲノム変化（エピジェネティクス）」（P24）と呼ばれている。

体を老化させる5つの危険因子

食事・運動・睡眠の3本柱が傾くと老化が進む

体の機能が低下し、病的な老化を引き起こすのは、基本的には生活習慣の乱れ。特に食事・運動・睡眠の3本柱のうち、1本でもバランスが崩れると、老化のリスクが高まります。ただし、誰もが皆同じようなルートを辿って衰えていくわけではありません。食べすぎても運動で消費している人もいますし、食事に気をつけているのに高血圧や脂質異常症などに悩まされる人もいます。人によってリスクとなる原因は異なるのです。そして、この**生活習慣に起因する、老化における5つの危険因子**というものがあります。これらの危険因子が、

老化を進める５つの危険因子

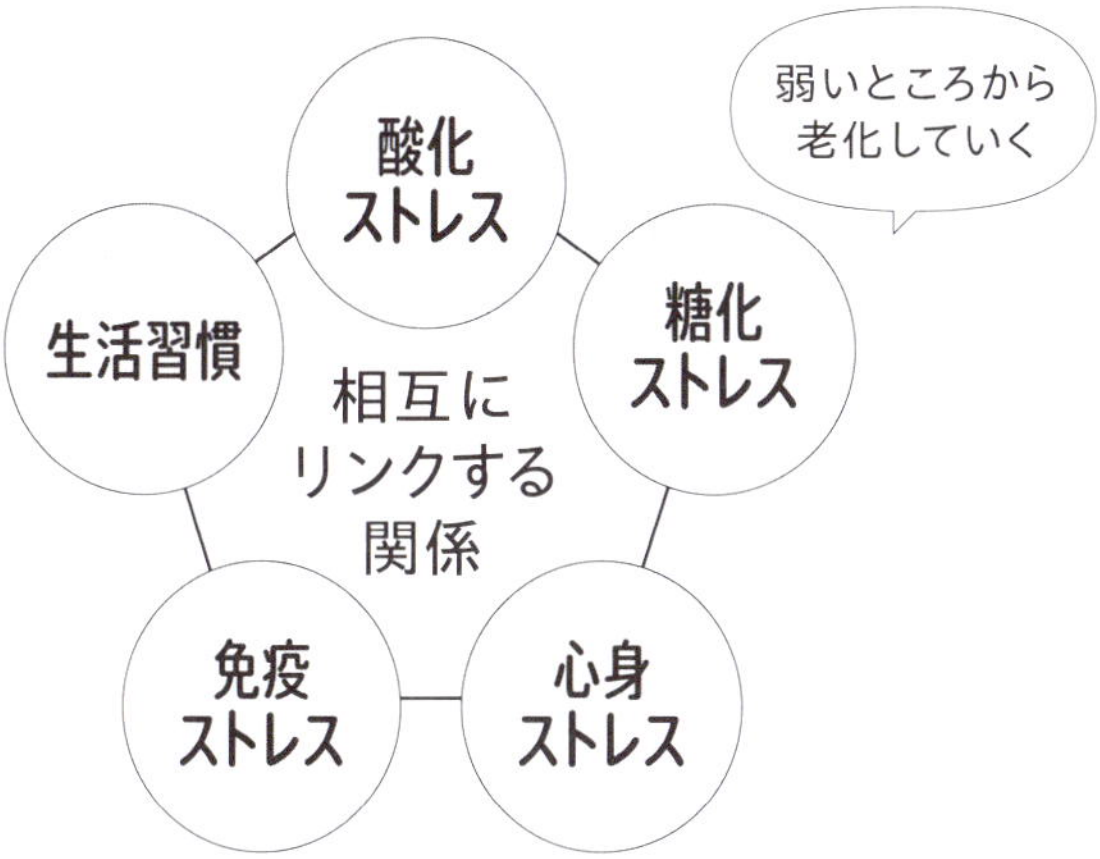

それぞれの人の弱点となり、概ねその弱点から老化が進行することになります。予防する場合の優先順位もリスクが最も高い因子をカバーすることから始めます。

「酸化ストレス」は、活性酸素などの酸化作用によって体が「さびる」ストレス。そのダメージによって、さらなるストレスの連鎖を生みます。

「糖化ストレス」は、糖とタンパク質が結びついてＡＧＥｓを生み、体の各所で機能不全を起こします。

「心身ストレス」は、仕事や人間関係といった精神的なストレス。不安や緊張は体にとっては危機と判断され、コルチゾールをはじめとするストレスホルモンが分泌されて血糖や血圧が上がります。これらが常態化すると、高血糖や高血圧の状態に陥ります。

「免疫ストレス」は、感染症にかかりやすい、重症化しやすいといった免疫システムの能力のこと。心身にストレスがかかるとリンパ球が減ったり、糖化ストレスがかかると抗体を生成する機能が落ちたりし、免疫力はその他の危険因子とリンクしています。

「生活習慣」は、食事や運動、睡眠の3本柱はもちろん、過剰な飲酒や喫煙、過密なスケジュールといった生活習慣全般の問題。喫煙は酸化ストレスを招き、飲酒は糖化ストレスを高めます。

これら**5つの危険因子は、それぞれがリンクする関係にあり、連鎖反応的に問題が拡大してしまうこともあります**。多くの場合、弱い部分から機能低下や衰えが表れ始め、病的な老化が進行していきます。自分の生活を見直し、もしいずれかの因子に当てはまるようであれば、そこから優先的に改善に取り組んでいくのが効果的です。

たとえば、食事に問題があって、糖質や脂質が明らかに多く、タンパク質が少ないというのがわかっていれば、3つの栄養素の摂取バランスの割合を整えることから取り組めばよいですし、食事は適正なのに状態がよくならない場合は、もしかしたら運動が不足している可能性があります。そういう場合は、散歩やストレッチの時間をとるなどの対策をするのもよいでしょう。また、睡眠時間を改善する、禁煙をするといった、自分なりに問題点をあぶり出して危険因子をつぶしていくことが、病的な老化を防ぐことにつながります。

一番ダメなのは「安静」にすること

生活習慣を改善し、病的な老化を防ぐにあたり、最もやってはいけない行動があります。それは「安静」にすることです。疲れるのは嫌だし面倒だから動かない、ちょっとした外出も億劫、人と会うのが嫌、ひざの調子が悪いから歩きたくない、さまざまな理由をつけて、じっと安静にしてしまうのは一番よくありません。

人間は、使うからこそ「必要な能力」「必要な機能」と判断され、筋肉や骨はもちろん、体の生体機能も含め、新陳代謝を繰り返しながら、体の状態を維持しています。ところが、安静にしてしまうと、**体を使う機会がないために不要と判断され、どんどん退化して衰えてしまいます**。脳も例外ではありません。活動することによる神経刺激が減少すれば、神経細胞も減ってしまい、心身ともに病的な老化へと加速してしまうことになるのです。

遺伝の影響は1割、9割は生活習慣

生活環境の影響で遺伝子も変化を起こす

かつては著者も、病的な老化は遺伝の影響が3割、生活習慣の影響が7割と考えていたのですが、最近は**遺伝が1割で、生活習慣が9割**と考えるようになりました。なぜなら**遺伝子も生活習慣の影響を受け、変化する**からです。

老化の指標のひとつに**「エピゲノム変化（エピジェネティクス）」**という現象があります。

これは、遺伝子のなかのDNAの一部（主にシトシン）や、遺伝子を調整するヒストンタンパク質が、メチル化（水素原子3、炭素原子1で構成されるメチル基が結合する）という化学変化を起こすことで、遺伝子のタンパク質の合成についてオンとオフを切り替える働きです。正常な状態でも生理的な反応としてメチル化は起こるので通常は問題ないのですが、たとえば暴飲暴食などによって糖質や脂質を過剰摂取する生活を続けていると、非生理的、つまり異常な反応としてＤＮＡやヒストンタンパク質にエピゲノム変化が起こります。

このような変化を起こすと、**必要なタンパク質の合成が行われなくなり、生理的な機能の低下や、病的な老化を引き起こすスイッチが入ってしまう**のです。

しかも、糖化を誘発する前述の「黒幕物質」が、そのメチル化した部分と反応したり、メチル化した分子が脱メチル化（メチル基が除去される反応）する過程で、黒幕物質のなかでも特に有害とされる物質を生成したり、糖化と同じような病的な老化を進行させる化学変化が起こると考えられます。

このように、遺伝子さえも生活習慣の乱れの影響を受けて変化することから、病的な老化を引き起こすのは「生活習慣が9割」といえるわけです。そして、**「老化は生活習慣病のひとつ」**と考えて対策することは、科学的にも正しいアプローチなのです。

人によって体が壊れる原因、弱点は異なる

人間は弱いところから老いていく

人間の生活習慣は、個人によってそれぞれ異なります。病的な老化を決定づけるのは9割が生活習慣にあるとするなら、人間の老い方も人それぞれ、ということになります。実際に、同じ遺伝子を持つ一卵性双生児を調査し、喫煙などの生活習慣の違いによって、容貌に差が出た（スモーカーズフェイス）という有名な研究もあります。

前述したように、アンチエイジングの観点からすると、実年齢というのはさほど意味を持

たず、それよりも体の機能が正常に働いているかという「機能年齢」を若く保つことが重要です。そして、**体の機能は、皆同じように衰えていくものではなく、生活習慣の違いに応じて、「弱い部分」から老いていきます**。骨から衰える人もいれば、脳の認知機能といった神経系から衰える人もいます。病的な老化を防ぐといっても、対策すべき原因やルートは人それぞれ異なるのです。

すでに病的な老化を誘発する**「5つの危険因子」**は解説しました（P20）が、その危険因子の影響を受ける「機能年齢」にもいくつかの老化ルートが存在します。それらのルートは、大きく分けて「5つの機能年齢」に分類されます。詳しくは第5章で解説しますが、これら5つの機能年齢のうち、一番弱い部分から衰えていき、病的な老化が始まるものと考えられます。

主に運動不足の影響など筋力差が基準の**「筋肉年齢」**、血管の弾力が保たれているかが重要な**「血管年齢」**、脳の認知機能などを目安とする**「神経年齢」**、内分泌系が正常に機能しているかが重要な**「ホルモン年齢」**、弾力のある骨の強度が保たれているかが基準となる**「骨年齢」**という5つの機能年齢を目安として、第5章の「機能年齢チェック」（P132）で自分の弱点を確認し、適切な改善策を検討しましょう。

健康のための運動も、やりすぎると逆効果!?

運動はやりすぎずに「ほどほど」がよい

病的な老化、特に糖化ストレスから体を守るには、食事と睡眠の改善、そして運動習慣をつけることが基本です。

糖化予防の観点から運動の効果を考えると、やはりエネルギーを消費して、体内に糖や脂肪を溜めないようにすることが第一にあります。**体を動かすための筋肉（骨格筋）は、摂取した糖（グルコース）のうち7割を消費している**ため、運動不足だとグルコースが余ることがほとんど。余分なグルコースは皮下脂肪や内臓脂肪として体内に蓄積されることになるので、運動していない人には、特に運動することを推奨しています。筋肉量が少ないということは、エネルギーとして消費されるグルコースの量が少なくなるので、血糖値も上がりやすくなり、糖化のリスクが高くなるというわけです。

また、最近は**「運動抵抗性」**というものも注目されています。これは、若い頃は運動すればすぐに痩せて運動効果を得やすかったのが、歳をとってから同じように運動しても痩せにくく、運動効果を得にくくなってしまう状態のことをいいます。これは筋肉の細胞である筋線維を構成するアクチンやミオシンといったタンパク質が糖化してしまい、本来の機能を失った偽物に置き換わってしまったことが原因。**筋線維の形をした偽物なので、いくら動かしてもグルコースをエネルギーとして消費してくれず、十分な運動効果を得られない**のです。

しかし、一方で過剰な運動は逆効果になってしまうこともあります。たとえば、必要以上の筋肉をつけたうえで、さらに激しい筋トレで追い込んでいるようなケース。ボディメイクという目的においてはなにも問題ないのですが、健康面からするとやりすぎはNG。重いバーベルを持ち上げるなどし、思い切り踏ん張る「怒責《どせき》」という状態は、血圧がかなり上がりますが、血管がそれに耐えられるように適応するため、動脈硬化のリスクが生じます。すると**血管抵抗が悪くなり、血圧が高くなって心臓への負担が増してしまう**のです。「過ぎたるは猶《なお》及ばざるが如《ごと》し」、なにごとも、ほどほどがよいということです。

糖化が老け顔をつくる

プルプル肌のタンパク質が糖化のせいで硬くなる

老化というと、見た目の問題も気になるものです。糖化は基本的に正常なタンパク質をAGEsという異常なタンパク質に変性させてしまうので、糖質や脂質を過剰に摂取する生活を送っていると、当然皮膚のタンパク質にも悪影響を及ぼします。

皮膚のプルンとした弾力を担っているのは、コラーゲンというタンパク質です。コラーゲンは、皮膚の深層にある真皮という層の約7割を占めているタンパク質で、二重らせんの構

糖化ストレスと加齢に伴う皮膚弾力の変化

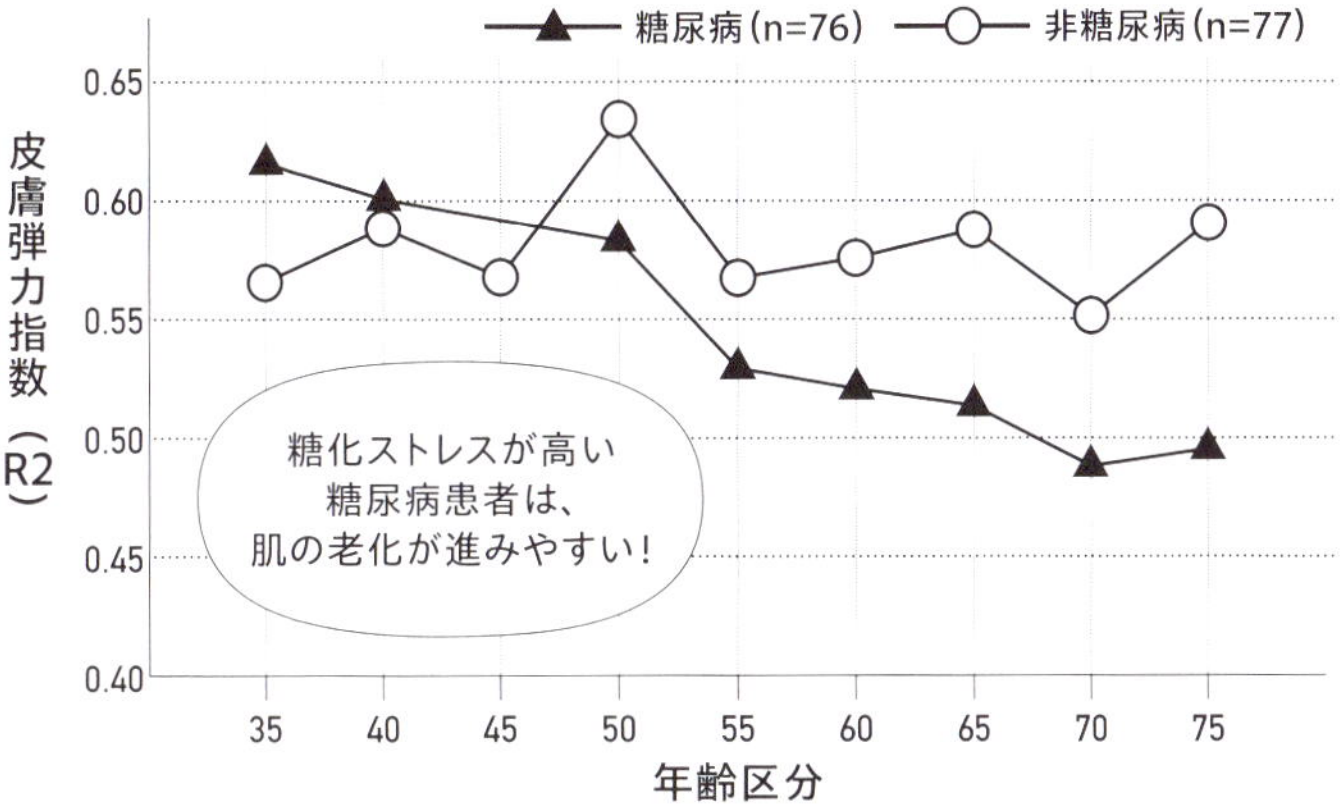

Kubo M, et al: J Clin Biochem Nurtr 43（Suppl.1）：66-69, 2008

造をしています。これがほどけないようにエラスチンといったタンパク質が橋かけ（架《か》橋《きょう》）して補強しており、この構造が弾力を生みます。しかし、この**架橋性タンパク質が糖化して硬くなってしまうと、クッションのような作用を失い、弾性が低下してしまう**のです。

また、**エラスチンが糖化することで、たるみやシワをつくる**原因になります。しかも、AGEsは基本的に黄褐色に変色する性質があるため、皮膚のタンパク質の糖化が進むと、**肌が黄ばんできて、透明感のある肌が失われていきます**。

さらに、皮膚の表面を構成するケラチノサイト（角化細胞）が糖化すると、**色素細胞のメラニンを生成してシミをつくります**。

糖化すると「美肌菌」が減る

皮膚を構成するタンパク質の糖化が、老け顔をつくる原因となりますが、このほかにも、皮膚表面のバリア機構にも悪影響を及ぼします。

皮膚の表面を守るのは、ケラチンというタンパク質で、肌からの細菌の侵入を防ぐなど、免疫機能にも関係しています。その**ケラチンが糖化してしまうと、皮膚に常在する悪玉菌が増え、美肌効果をもたらす「美肌菌」が減ってしまう**のです。

加齢や糖尿病によって糖化ケラチンが増えてくると、皮膚に常在する黄色ブドウ球菌の性能が変化し、ネバネバした「バイオフィルム」という薄い膜を形成するようになります。それが悪玉菌を繁殖させる保護ドームのような役割を果たし、悪玉菌がどんどん増えてしまうのです。

また、ケラチンは皮膚の水分の蒸発を防ぐ役割も担っており、糖化によって機能を果たせなくなると、**水分が失われて乾燥肌になってしまいます**。肌から潤いを奪い、さらに肌の老化を加速させることになるのです。

第2章

糖と脂の暴走が引き起こす「糖化」とはなにか？

摂取した糖がタンパク質と結びつく「糖化」のメカニズム

そもそも「糖化」とは？

第1章では、病的な老化と糖質と脂質の過剰摂取の関連性、そして、その老化の背景に「糖化（メイラード反応）」という化学変化が絡んでいるということを簡単に解説しました。本章では、この糖化のメカニズムについてさらに詳しく迫っていこうと思います。

前述したように、糖化とは糖とタンパク質が結びついて、変性タンパク質を生み出す現象です。糖とタンパク質が反応すると、まず、**糖化物（アマドリ化合物）**という物質に変性します。このときの糖化物は、まだ可逆性のある変性タンパク質であり、元に戻すことも可能

糖化＝メイラード反応とは?

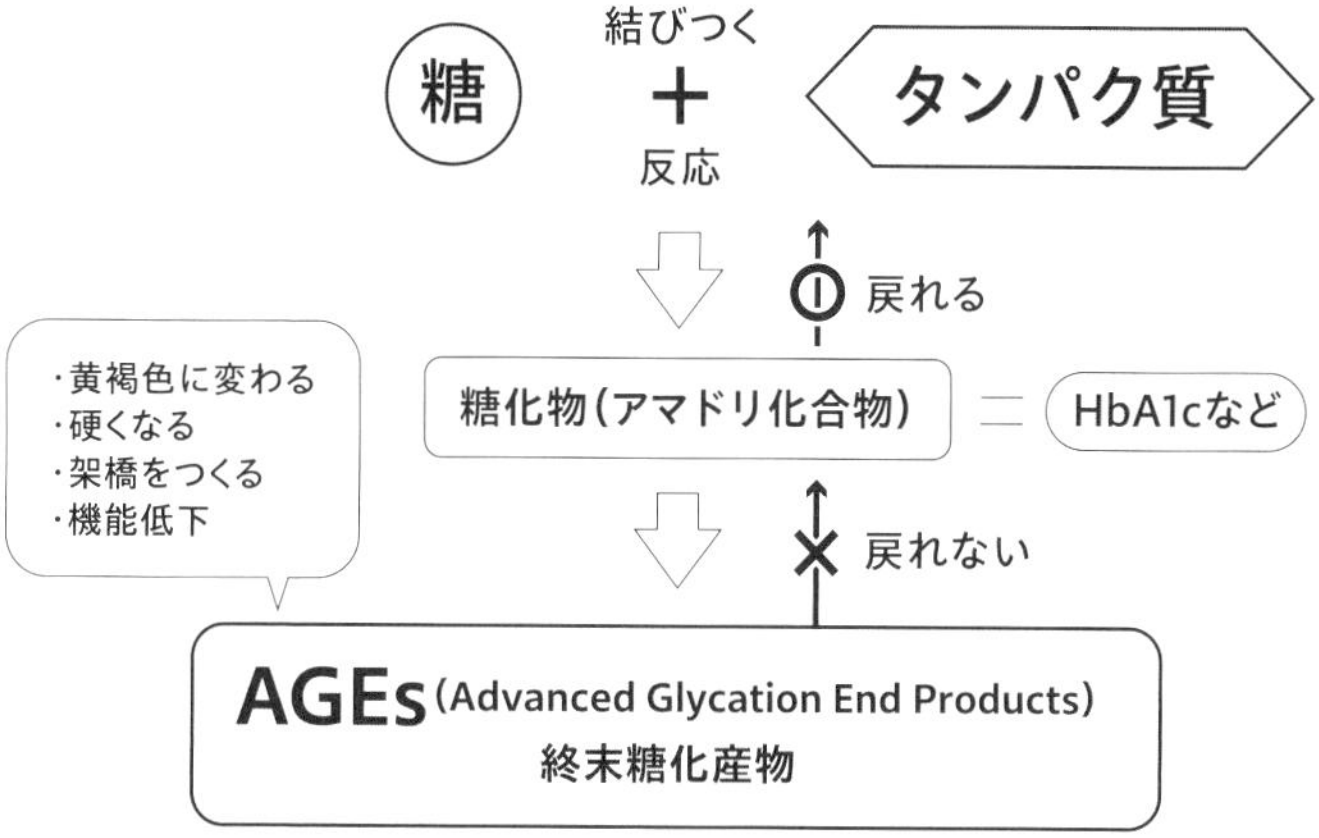

な状態。アマドリ化合物で代表的なのは、糖尿病治療などで血糖レベルの判定に使われる「グリコヘモグロビン（HbA1c）」などがあります。

　そこからさらに、糖化の化学変化が進んでいくと、最終的な糖化産物である**「AGEs (Advanced Glycation End Products)」**が生成されます。AGEsは、黄褐色に変わる、硬くなる、架橋を形成する、機能低下を起こすという性質を持ち、一度AGEsになったタンパク質は元に戻ることはできません。

　食品中に含まれるAGEsは、香ばしく美味しさを引き立てるのにひと役買いますが、体内をコゲさせる糖化反応は、糖尿病をはじめとするさまざまな疾患の原因となる、悩ましい現象なのです。

糖化でつくられる「AGEs」は厄介な悪者

AGEsは体に発生した「バグ」のようなもの

糖化によって生成される終末糖化産物であるAGEsですが、「体内で降って湧いた有害物質が悪さをする」というような誤ったイメージを抱かれがちです。しかし、糖化は、体のなかに元々あったタンパク質が、糖と化学変化を起こして変性してしまう現象です。ですから、AGEsを正しく表現するなら**「正常なタンパク質が異常なタンパク質に置き換わった」**とするのが正解です。

また、AGEsは食品にも含まれていて、ホットケーキやお好み焼きなどの香ばしいきつね色の状態は糖化によって変化したもの。小麦粉中のでんぷんとタンパク質に熱を加えることで糖化が起こり、ＡＧＥｓが生成されます。ですが、食品からＡＧＥｓを摂取することは、特段問題になることはありません。小腸から吸収されたとしても、**食品中のＡＧＥｓは変性を起こした成れの果ての物質なので、体内に入ってもそれ以上反応を起こすことはありません**。異物として免疫細胞に貪食《どんしょく》（細胞が不要な異物を取り込み、消化・分解する作用）されるか、普通に排泄《はいせつ》されるかです。すでに体の外でＡＧＥｓ化したものと、体内で糖化してＡＧＥｓに置き換わったものでは、別物であると、区別して考えたほうがよいでしょう。

体の生理機能を正常に働かせることで、私たちの生命活動は成り立っています。それは遺伝子によって、必要とされるタンパク質が合成され、それぞれの機能を持ったタンパク質が体内のあらゆる場所で特定の役割を果たしているから成立しています。筋肉や骨、臓器を構成しているのもタンパク質ですし、免疫細胞や各種ホルモンもすべてタンパク質。このような特定の役割を持つタンパク質を**「機能性タンパク質」**といいますが、それらが糖化によってＡＧＥｓに置き換わってしまうと、形だけはタンパク質の体裁をとってはいるものの、**本来の機能を果たさずに、不具合を起こしてしまうのが問題**なのです。ある意味、ＡＧＥｓというのは**体のなかに発生した「バグ（＝不具合・エラー）」**といえます。

「AGEs人間」になってしまう

本来の機能を果たさない偽物のタンパク質、それがAGEsの正体です。生活習慣の改善をせず、糖化の進行を放置してしまったら、体内の至るところでAGEsへの置き換えが進み、やがて**体が機能的なバグだらけの「AGEs人間」**になってしまいます。それは、まさしく病的な老化が進み、さまざまな不調や病気を起こし、連鎖的な不具合を起こすリスクが、飛躍的に上がった状態といえるでしょう。そのため、糖化のリスクが見え始めたら、できるだけ早く改善に取り組むべきです。

また、AGEsは、本来であれば血管壁を超えて、細胞膜の内部で発生することはありません。しかし、実際には細胞はおろか、遺伝子にまでAGEsが浸透しています。それはなぜなのか？　それはこれまでも語られてきた前述の「黒幕」が関係しています。**黒幕となる物質が、細胞膜を超えてどこまでも入り込み、糖とタンパク質を結びつけてしまう**のです。左の図に示したように、その影響は全身に及びます。AGEsは、黒幕と組むことで、病的な老化のすべてに深刻な問題を引き起こす「厄介な悪者」になってしまうのです。

AGEsはあらゆる病気の原因になる

皮膚老化

皮膚コラーゲンの硬化
代謝異常
➡ P30

アルツハイマー型認知症

老人斑(アミロイドβの凝集)促進
神経伝達物質の輸送機能低下
酸化ストレスの増大など
➡ P84

コラーゲンの悪玉化

大動脈、腎臓皮質などの
機能低下
➡ P92

動脈硬化

血管壁の粥状《じゅくじょう》化《か》の進展
➡ P78

糖尿病合併症

網膜症
腎症
➡ P74、P82、P96

骨粗しょう症

変形性関節症
骨質の劣化、骨の脆弱化
➡ P90

**さまざまな
トラブル(老化)の原因**

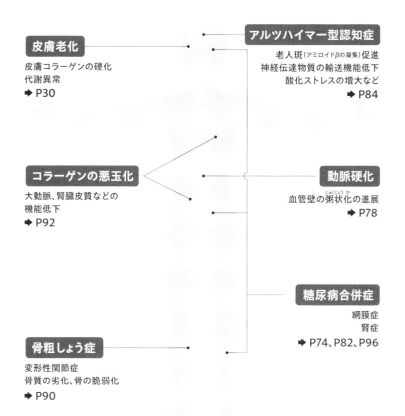

人類の進化の背景に「AGEs」あり！

AGEsのおかげで脳容積が増大!?

人類が火を使い始めたのは諸説ありますが、50万〜80万年前、北京原人などで知られる「ホモ・エレクトス」の時代と考えられています。それ以降、**人類の脳容積が飛躍的に増大**していったのですが、その理由のひとつに火の使用によって、栄養摂取の効率がよくなったということがあります。また、それに加え、**加熱調理による食餌《しょくじ》中のAGEsの増加も影響しているの**ではないかと考えられます。

食品から吸収したAGEsは、小腸や肝臓を介して血中に運ばれますが、**血中のAGEs**

が増えると、血管壁の血管内皮細胞にある「RAGE（レイジ）」というAGEsの受容体が増えます。血管内皮細胞のRAGEには、脳に栄養を与える重要な働きがあり、これらの増加によって神経細胞が育っていきます。人類の脳容積の飛躍的な増大と、火の使用を開始した時期が重なっているため、これら一連の作用が、人類の脳容積増大の背景にあったのではないかと考えられます。

AGEsの受容体「RAGE」は愛情ホルモンを脳に運ぶ

糖化反応によってAGEsを含んだ食品は、香ばしく美味しさが増します。みそやしょうゆに含まれるAGEsの一種であるメラノイジンなどは、味と香りを引き立てる働きを持っています。つまり、AGEsを含んだ食品は、とても美味しいわけです。

しかも、**AGEsを含んだ美味しいものを食べると、「愛情が増す」**とも考えられます。「オキシトシン」というホルモンは、分泌されると愛情を感じやすくなる作用があり、「愛情ホルモン」とも呼ばれています。この**オキシトシンは、血管内皮細胞のRAGEによって脳に運ばれ、愛情の発露を助ける**とされています。

AGEsが含まれた美味しいものを食べ、血中のAGEsが増えると、脳血管関門（脳に異物が入らないようにする防御機構）にある血管内皮細胞のRAGEが増え、オキシトシンが脳に伝わりやすくなって、愛情が増すというわけです。

実際にマウスによる実験では、血管内皮細胞のRAGEを止めると、子育てを行わなくなったという報告もあります。また、虐待を受けた子どもは、エピゲノム変化（P24）によって遺伝子が変化し、オキシトシンの受容体が変性すると、愛情を感じにくくなってしまうこともあるようです。

栄養学の実験ですが、美味しいものを食べると、幸福感が増すというデータもたくさんあるので、**食品からAGEsをたくさん摂取することが、脳神経の発達や働きに大きな影響を与える**といえるでしょう。

体内でできるAGEsは200～300種

これまでの解説によって、食品に含まれるAGEsについては、食品を美味しくするだけでなく、愛情が深くなる作用があるという「よい影響」が目立ちます。一方、体のなかで起こった糖化反応によって生じた体内のＡＧＥｓは、さまざまな病気を引き起こす「大悪党」のようなイメージがあると思います。しかし、**実際に体内でつくられるＡＧＥｓは、２００～３００種もあり、なかには体によい影響を与えるＡＧＥｓも存在します**。

現在、研究の途上であるため、まだすべてが解明されているわけではありませんが、ＡＧＥｓのさまざまな働きが、少しずつ明らかになってきています。

糖と脂を摂りすぎる世のなかに変化

ここ50～70年で、肥満やメタボリックシンドローム、２型糖尿病の患者が増えており、糖化ストレスが高い社会状況へと変化しました。ただし、前述したように、ＡＧＥｓ自体は、元々体のなかで人間がつくっているものであり、ＡＧＥｓがなければ中枢神経が発達しませんし、完全にシャットアウトすればよいという単純な話でもありません。しかし、あまりにも体内のＡＧＥｓが過剰になれば、体内に蓄積する量も増え、体への悪影響のリスクが増します。ストレスが多い生活や睡眠時間の少ない過密スケジュールも糖化ストレスを高め、**現代はＡＧＥｓが過剰になりやすい状況である**ことを常に意識しておくべきです。

最高に美味しい組み合わせ「糖と脂」の甘い罠

糖だけでなく、脂の摂りすぎも問題

ある広告の宣伝文句にあるように、糖と脂の組み合わせは、とても美味しいものです。糖は基本的に甘味の成分ですし、脂は脳内の報酬系に作用して依存症になるリスクがあるほど（P61）。だから、つい食べすぎてしまいます。**美味しいものを食べたとしても、運動して消費できれば問題ない**ですし、AGEsを含む食べ物も基本的には香りや旨みを引き立て、幸せな気持ちになるので、食べても構いません。ただし、繰り返しになりますが、食べすぎることがよくないのです。

糖化ストレスを防ぐために、これまでは糖質の制限だけが注目されてきましたが、脂質の摂りすぎも問題です。

糖化は、基本的に糖質とタンパク質の結合によって起こる化学変化なので、脂質は無関係に思えます。ところが、最近の研究で、**脂質の過剰摂取の影響でも糖化が起こる**ことがわかっています。

それはなぜなのでしょう？　この脂質と糖化の関連性を紐解くにあたり、ついに前述の**「黒幕」の正体**を明かすときが来ました。

脂質から糖化が起こるのは、黒幕「アルデヒド」のせい

脂質を摂りすぎると、血液中に中性脂肪、コレステロールなどの脂質異常症の原因となる脂肪がたくさん増えます。すると、脂肪が代謝される過程で脂肪酸に分解され、その**脂肪酸が酸化すると、有害なアルデヒドという物質が生成**されます。このアルデヒドこそが、すべての黒幕といっても過言ではありません。**脂肪酸由来のアルデヒドが、体内のあらゆる場所を攻撃し、そのダメージを受けた箇所から、糖化反応が連鎖的に起こってしまう**のです。

糖化を引き起こす黒幕は「アルデヒド」だった！

体のどこへでも入り込んで悪さをする黒幕

極端な話をすると、糖や脂を過剰摂取してAGEsが血液中でつくられたとしても、AGEsは終末糖化産物なので、それ以上反応を起こすことはなく、そのまま排泄されたり、免疫細胞に貪食されたりして終わりです。しかし、現実にはAGEsは、体の至るところで生成され、遺伝子まで変性させてしまう傍若無人な悪さを発揮しています。

体内で生成されるAGEsは問題の原因になりますが、実はAGEs単体ではそれほどの凄まじい悪の能力を持つことはできないのです。

では、なにがＡＧＥｓを強大な悪にたらしめるのでしょうか？

それが、**黒幕物質「アルデヒド」**です。

アルデヒドとは、炭素原子（Ｃ）と水素原子（Ｈ）、酸素原子（Ｏ）の組み合わせである**アルデヒド基（ＣＨＯ）を持つ物質**のこと。アルデヒドはさまざまな物質と化学変化を起こしやすく、多くの種類が存在します。

たとえば、飲酒した場合に、アルコールは肝臓で代謝されますが、その過程で生成されるのが有害なアセトアルデヒドです。アセトアルデヒドは、その後アルデヒド脱水素酵素（ＡＬＤＨ）によって無害化されます。また、新築の家などで起こるアレルギー反応「シックハウス症候群」の原因となるのは、人体にとって有毒な化学物質であるホルムアルデヒドです。このほかにも脂肪酸由来のメチルグリオキサールなど、さまざまなアルデヒドが存在します。

アルデヒドは、体内のさまざまな物質と反応しやすい性質を持ち、しかも血管から細胞膜、核の内部までどこまでも入り込んでいく能力を持ちます。そのため、体のあらゆる場所に侵入し、攻撃を仕掛け、ダメージを与えることができるのです。

アルデヒドの攻撃で糖化がうながされる

有害なアルデヒドが、ところかまわず攻撃を仕掛けることで、細胞がダメージを受けますが、糖化もアルデヒドの攻撃をきっかけに起こる現象といえます。

代表的な糖の一種であるグルコース（ブドウ糖）の分子は、リングのような環状の立体的な構造をしています。このうち０・００２％はリングが壊れた開環型のグルコースのエラーが生じますが、**環状構造が壊れると、内部のアルデヒド基が露出**してしまいます。これが、周囲を攻撃し、糖化のリスクを高めます。

糖の過剰摂取により、高血糖状態になると、開環型のグルコースの量も相対的に増えるので、アルデヒドの量も増えます。これにより、アルデヒドはさらにグルコースと結びついたり、アルブミンなどの血液中のタンパク質（血清タンパク質）を攻撃したり、細胞表面にある「糖鎖」という、糖とタンパク質や脂肪をつなぐ鎖と反応したりし、**さまざまなアルデヒドを連鎖反応的に増やしていきます**。

環状構造の糖が壊れる(開く)と、アルデヒド基が露出してしまう

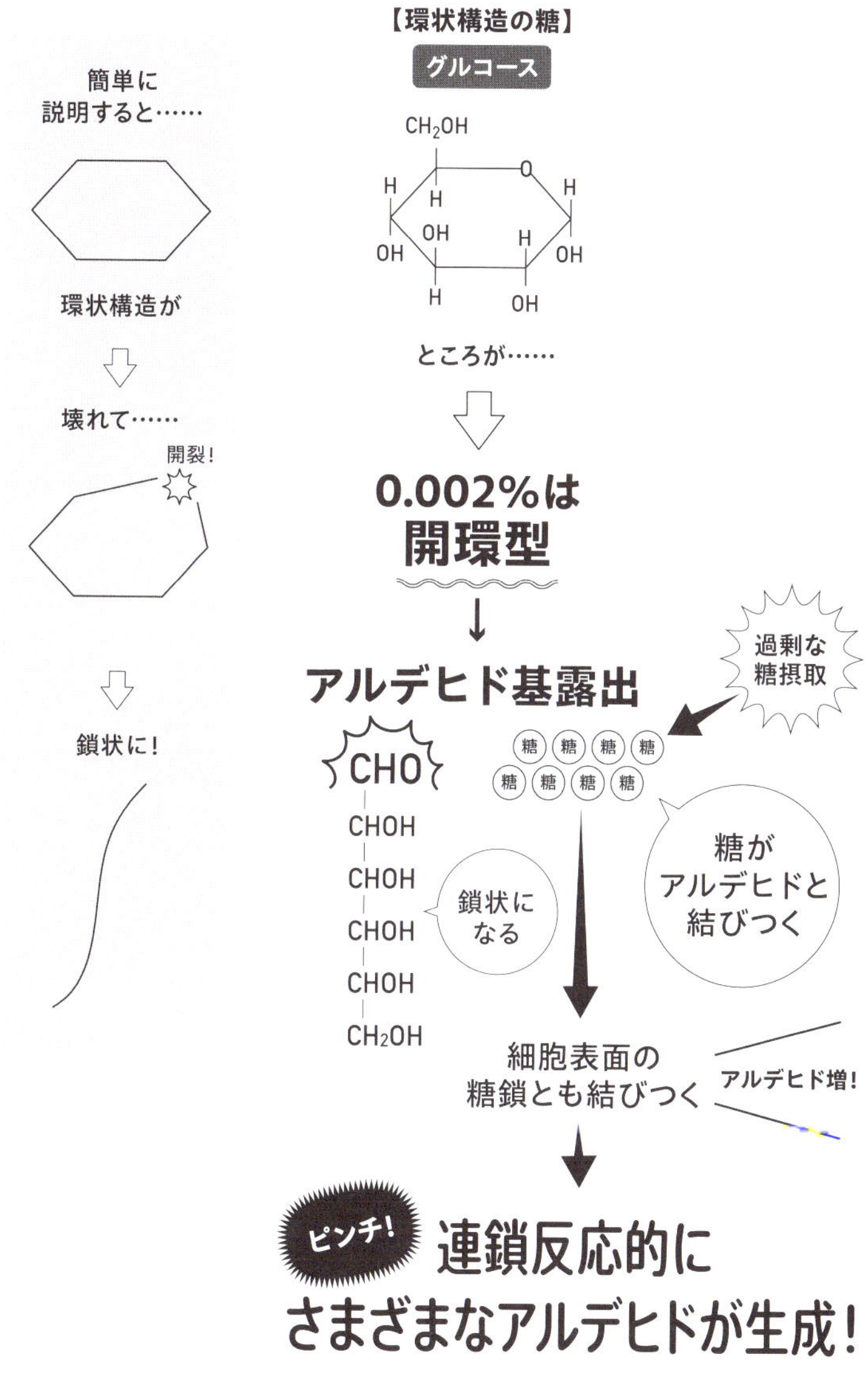

このような一連の反応によってアルデヒドが過剰になると、アルデヒドがアミノ酸（タンパク質を構成する最小単位の有機化合物）の間に入り込むようになります。それらが通常のタンパク質とは異なる変性タンパク質になるのですが、それこそがＡＧＥｓの正体。**糖とタンパク質が結びつくことで起こる糖化ですが、実はアルデヒドによって誘発される反応だったのです**。

しかも、アルデヒドは、前述したように毛細血管から細胞膜の内側まで侵入することができ、細胞内の核の内部にまで入り込みます。**侵入した先で次々に反応を起こしながら、糖や糖鎖と結びついて糖化を誘発する**のです。

ＤＮＡまで糖化させ、ＡＧＥｓを生成し、病的なエピゲノム変化を起こさせるのは、このとんでもない黒幕であるアルデヒドの仕業といえます。

これまで、体内で糖化が起こり、ＡＧＥｓが生成されることの問題点を指摘してきましたが、実は体内の糖化反応の背景には、アルデヒドの増加が影響しており、糖と脂の過剰摂取による**病的な老化を引き起こす主犯こそ、アルデヒドだったのです**。

環状構造が壊れやすいのはフルクトースだが……

グルコースの環状構造が壊れ、開環型の鎖状グルコースのエラーが発生する割合は０．００２％ですが、実はフルーツなどに含まれる**フルクトース（果糖）の開環型の発生割合は０・６％と、グルコースの約３００倍**にもなります。このことから、フルクトースはグルコースよりもアルデヒドが増えやすく、いろいろな問題を起こしやすいことが考えられます。

しかし、だからといってフルーツを避けることはありません。フルーツには、フルクトース以外に、グルコースもスクロース（ショ糖）も3分の1ずつ入っていますし、食物繊維や抗酸化作用のあるビタミンCなども含まれているからです。ちなみに、クエン酸などの酸味は口腔内の甘味受容体の感度を上げ、糖の量が少なくても甘味を感じやすくなるため、柑橘系の糖類がフルーツのなかでも特に少なくなっています。

デザート系ならフルーツよりも、ケーキや甘いジュース、アイスクリームといった均一な甘味を持つ食品のほうが大量の糖類を使用しているため、そちらを避けるべきだと思います。

「血糖スパイク」から「アルデヒドスパーク」が起こる

過剰な糖がアルデヒドの暴走を引き起こす

空腹状態から、大量の食事（糖質）を摂取すると、食後の血糖値が急激に上昇します。このような**食後血糖値の急上昇を「血糖スパイク」**といい、糖尿病の治療や糖質制限によるダイエットの領域などで近年注目されるキーワードとなっています。

血糖スパイクの明確な基準はありませんが、食後血糖値が１４０mg／dLを超えてくるような血糖スパイクの状態にあるといえるでしょう。

血糖スパイクが起こると、糖化が急激に進んでしまうという現象。血糖値の急激な上昇が体に悪影響を及ぼすしくみは、これまで謎のままでした。しかし、最近の研究によって、そのしくみが明らかになってきたのです。

食後高血糖状態になると、アルデヒドが連鎖的に増えて暴走を起こす「アルデヒドスパーク」という現象が起こっていることがわかりました。アルデヒドスパークという名称は、著者による造語。このアルデヒドの暴走が、血糖スパイクによって誘発され、体内の至るところで糖化反応が起こるのです。

アルデヒドの攻撃で連鎖反応的に増加

血糖スパイクによって血糖が急激に増えると、アルデヒド基が露出した開環型のグルコース(P49)の量が一時的に増えます。これによりアルデヒドが連鎖的に増え、血液や組織液(細胞の内外にある液体成分)中の糖類を攻撃したり、タンパク質や細胞の表面の糖鎖を攻撃したりなどして、糖の分解や開裂が進みます。

アルデヒドの攻撃でダメージを受けると、壊されたところから新たなアルデヒドが生まれ、

これらが連鎖反応的に起こり、結果的にさまざまな種類のアルデヒドが発生するのです。これらのアルデヒドが手当たり次第反応し、連鎖的な大量発生を起こす現象がアルデヒドスパーク。この現象によって大量発生したアルデヒドが、体のあらゆる場所のアミノ酸の間に入り込んで糖化を起こし、大量のＡＧＥｓが生成されることになります。

ちなみに、食後に眠くなる、体がだるくなるといった症状は、アルデヒドの攻撃による影響とも考えられます。

アルデヒドスパークは回避できる

しかし、血糖スパイクが起こったら、必ずアルデヒドスパークが誘発されるのかといえば、そうではありません。実は、アルデヒドはアミノ酸と反応しやすい性質があり、きちんとタンパク質を摂取していれば、糖類や糖鎖を攻撃することなく、**アミノ酸と結合してアルデヒドによる負荷を収めることができます**。

ですから、普段からタンパク質を意識した食事を摂っていれば、アルデヒドスパークから糖化ストレスにさらされるリスクを軽減できるのです。

血糖スパイクがアルデヒドスパークを誘発

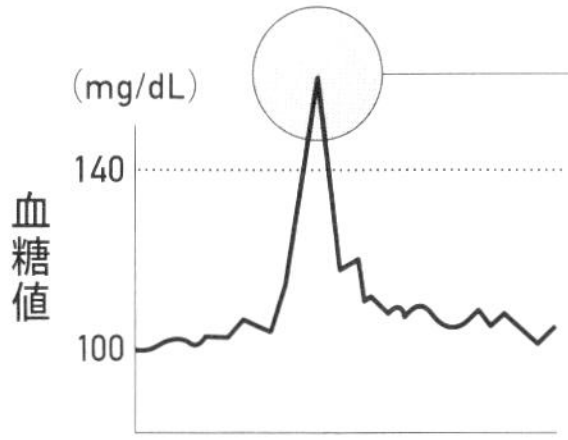

食後高血糖

血糖スパイク

↓

一過性の開環型グルコース(P49)の急増

＝

アルデヒド基が露出

↓

アルデヒドによる負荷が急上昇

攻撃　攻撃　攻撃

血液や組織液中の糖

タンパク質表面の糖鎖

細胞表面の糖鎖

糖分解や開裂が進む!

↓

連鎖反応的にさまざまなアルデヒドが生成される!

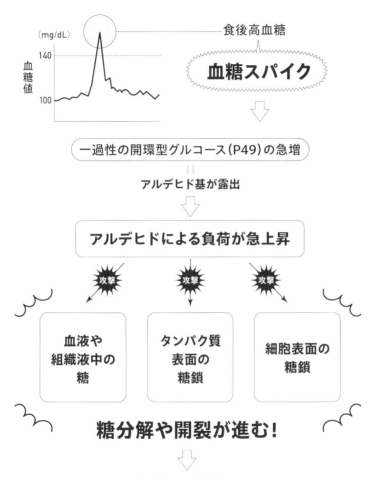

「脂質」が招くアルデヒドの脅威とは？

アルデヒドは脂質からも糖化を引き起こす

ここ数年で、体内における脂肪酸由来のアルデヒドを計測できるようになったことで、アルデヒドによる糖化発生の詳細なプロセスが解明され、脂質との関連が明らかになりました。

脂肪酸由来のアルデヒドは、脂肪酸が酸化することで生成されますが、さまざまな種類が存在します。

主な脂肪酸由来のアルデヒドとしては、炭水化物からも生成される**メチルグリオキサール**、

脂肪酸由来のアルデヒドからの糖化

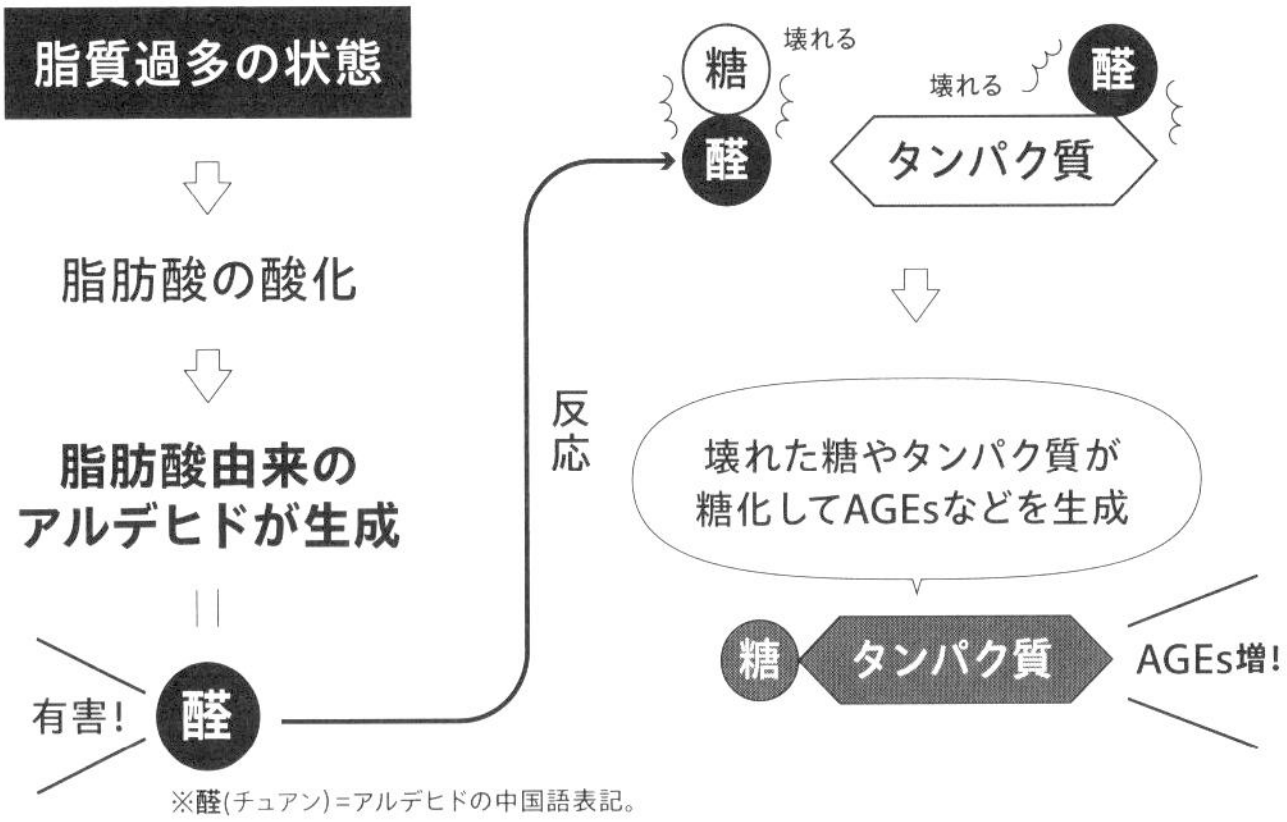

※醛(チュアン)=アルデヒドの中国語表記。

揚げ物をつくっていると気分が悪くなる「油酔い」の原因にもある**アクロレイン**、加齢臭の原因になる**ヒドロキシノネナール**などがあります。ちなみに、アルデヒドは香料に利用されるなど、悪臭や刺激臭以外にも香りに関連する物質が多いといえます。

脂肪酸由来のアルデヒドが、体のあらゆる場所に侵入し、糖類やタンパク質の分子を攻撃。これらの分子の壊れたところから新たなアルデヒドを生んだり、糖とタンパク質が結合したAGEsを生成したり、さらに**酸化した脂肪とタンパク質**が結びついた（カルボニル化）変性タンパク質を生み出したりします。

そこからAGEsが、受容体であるRAGEと結合すると、炎症性サイトカインという体の防御機構のひとつが働き、局所で炎症反応などが起こります。風邪を引いたときのだるさは、この炎症性サイトカインが働いている状態といえます。

脂質異常症や飲みすぎもアルデヒド生成を招く

脂肪酸が酸化することでアルデヒドが生成されるため、中性脂肪やLDLコレステロールが過剰に増えた脂質異常症は、アルデヒドを増やしてしまうリスクが上がります。

中性脂肪は、グリセリンという分子に、脂肪酸が3つ結合した物質であるため、**構造的に酸化されやすく、アルデヒドが生成されやすい**性質があります。

LDLコレステロールは、脂肪酸が酸化して生成されたマロンジアルデヒド（MDA）と結合することで、MDA結合型LDLという変性タンパク質に変化し、これが血管壁に沈着して蓄積していくと、動脈硬化の原因になります。

また、アルコールは脂肪酸とは無関係に思えますが、**肝臓でアルコールを分解する過程で、アセトアルデヒドを生成する**ため、そこから新たなアルデヒドを生むリスクが高まります。

糖化ストレスの真実

糖化ストレスとは、これまでは糖とタンパク質が化学反応を起こし、AGEsなどの変性タンパク質を生むことだと定義されてきました。だからこそ、糖の過剰摂取を制限することばかりが注目されてきたのです。

しかし、ここにきて**糖化の脅威は、糖質の過剰摂取だけでなく、脂質の摂りすぎや過剰な飲酒にも起因する**ことがわかりました。結局は、機能を失った変性タンパク質の増加による健康への脅威が最大の問題点であるとするなら、糖化ストレスとは、「アルデヒドの脅威」。つまり、**体内で糖類や脂肪、アルコールに由来するさまざまなアルデヒドが過剰に増えた状態**を意味します。

これらのアルデヒドが生体内でカルボニル化タンパク質やAGEsを生成、さらにRAGEに結合して炎症性サイトカインを生み出すことで、ネガティブな退行性変化や組織障害を引き起こす一連の反応こそが、糖化ストレスの正確な定義といえるでしょう。

「皮下脂肪」は味方だけど、「内臓脂肪」は敵

体脂肪率30％を超えるとアルデヒドができやすい

同じ脂肪組織であっても、「皮下脂肪」と「内臓脂肪」では、体にもたらす恩恵に天と地ほどの差があります。

皮下脂肪は、皮膚の内側にできる脂肪のこと。太りすぎは禁物ですが、ある程度の皮下脂肪は必要なものです。皮下脂肪がないと、長時間座ることもできませんし、保温効果が低下するので基本的に寒がりになります。

また、皮下脂肪の脂肪は炭素分子が二重結合になっている不飽和脂肪酸なので、抗酸化作

用があります。そのため、**大切な遺伝子やタンパク質を酸化のダメージから守る効果がある**のです。**小太りの人のほうが、がんになるリスクが低い**といいますが、たしかに皮下脂肪が少ないと酸化しやすいので、酸化ストレスで遺伝子が損傷し、そこにがんの抑制遺伝子や促進遺伝子があると、損傷の影響で発がんする確率が上がってしまいます。

一方、内臓脂肪とは、お腹の内部の腸間膜《ちょうかんまく》という部分にできる脂肪のことをいいます。腸間膜は、長い小腸が絡まらないように保護する膜で、腸からの血流が肝臓にいくのですが、そこから漏れ出た脂肪が腸間膜のまわりに溜まっていくのです。

そして、体脂肪率が30％を超えてくると、アルデヒドができやすくなります。すると、有酸素エネルギーを生み出す「ＴＣＡ回路」（Ｐ１０２）というシステム内でフマル酸という物質が増え、フマル酸の反応によってアディポネクチンという脂肪由来のタンパク質が減ります。**アディポネクチンが減少すると、インスリンの働きが低下するため、血糖スパイクが起こりやすくなり、アルデヒドスパークを誘発して、糖化ストレスが増大する**というわけです。

しかも、動物性脂肪依存症になると、脳からもっと脂肪を取り込むように命令が下され、運動によって消費することも抑制されるという、負のサイクルに巻き込まれてしまうのです。

脂肪酸の酸化を引き起こす「活性酸素」と「フリーラジカル」

酸化ストレスもアルデヒドの暴走に結びつく

酸化とは、酸素原子がなんらかの分子と化学反応を起こして結びつく現象で、体内における酸化は一般的に「体がさびる」などと表現されます。**酸化ストレスは、細胞や組織にダメージを与え、病的な老化を促進する危険因子のひとつ**とされています。そして、酸化を引き起こすのは、**「フリーラジカル」や「活性酸素」と呼ばれる物質**です。

フリーラジカルとは、不対《ふつい》電子を持つ分子のこと。通常、分子はふたつの対となる電子を持ち、安定した状態を保っていますが、**フリーラジカルは、対となる電子を持たない不安定**

な状態になっており、さまざまな化学反応を起こしやすい分子です。
また、活性酸素も一部はフリーラジカルであり、反応性が高まった状態の酸素のことをいいます。活性酸素は元々体の成長などに必要な物質であり、過剰な状態にならなければ、体内の抗酸化システムによって自然に除去されます。また、ビタミンCや高濃度の茶カテキンなどの抗酸化物質を摂取することでも酸化作用を抑えることができます。

フリーラジカルや活性酸素は、喫煙や紫外線、ストレスなどの影響で増加しますが、特にストレスの場合は、自律神経の異常によって、**血管が収縮して虚血状態になったところに再び血流が戻ると、フリーラジカルが爆発的に増えるという「虚血再灌流《きょけつさいかんりゅう》障害」を起こします**。
また、激しい運動でもフリーラジカルや活性酸素が増えますが、運動すると同時に活性酸素を除去する酵素が活性化し、抗酸化機能が向上（ホルミシス効果）することも。したがって運動強度をコントロールしながらバランスよく取り組むことが重要といえます。

酸化で細胞や組織がダメージを受けると、そこからアルデヒド基が露出して、糖化ストレスへとつながっていきます。**酸化と糖化の大きな違いといえば、まさに「アルデヒドの関与」**といえるでしょう。

アルデヒドから体を守る最大の酵素「GAPDH」

アルデヒドの細胞膜への侵入をブロック

一度アルデヒドの暴走を許すと、もはや手の打ちようがないのでしょうか？　アルデヒドに攻撃され、攻撃された物質がさらにアルデヒドを生むという連鎖反応。このままだと、暴走は収まりそうもありませんが、実際にはしばらくするとアルデヒドスパークが沈静化していきます。つまり、体内にはアルデヒドから体を守る防御機構が存在するということです。

アルデヒドから体を守る最大の守護神、それが「GAPDH（ギャップディーエッチ＝グリセルアルデヒド3－リン酸脱水素酵素）」です。

GAPDHは、細胞のなかのタンパク質の15〜20%を占める最大の酵素で、特に腎臓と肝臓に多く、これらの臓器の20%はGAPDHが含まれています。

GAPDHは、アルデヒドのなかでも最も毒性が高いとされているグリセルアルデヒドを代謝する酵素で、アルデヒドは通常細胞膜を通過し、細胞内にも攻撃を仕掛けますが、GAPDHによってアルデヒドがリン酸化（リン酸基を付加する化学反応）すると、細胞膜を通過できなくなります。つまり、**肝臓と腎臓はGAPDHを使って「アルデヒドを絶対逃さない」という最強のブロッカー役を果たしている**のです。

飲酒で顔が赤くなる人はアルデヒドに弱い

酵素の能力は両親から半分ずつ受け継ぐため、アルデヒドを代謝する能力も「強い・強い」「強い・弱い」「弱い・弱い」の3つの組み合わせパターンで遺伝します。「強い・強い」の人は、アルデヒドに強く、糖化ストレスへの耐性も高いです。しかも、アセトアルデヒドを代謝する能力が高いことからお酒に強い特徴があります。逆に、**お酒を飲んで顔が赤くなる人は、アルデヒドを代謝する酵素の働きが弱い**ので、より注意が必要になります。

体内時計とのズレもAGEsを生む!

体内時計を合わせると糖と脂の代謝がよくなる

糖化ストレスを減らし、AGEsの生成を抑制するためには、食事や睡眠といった生活習慣全般を改善しなければなりません。その際に効率よく改善するポイントがあるのですが、それは、体内時計のリズムに合わせて生活することにあります。

地球の1日は24時間ですが、体内時計は25時間で設定されており、毎日1時間のズレが生じます。この位相のズレを修正せずに暮らしていると、位相変位症候群といって昼夜が逆転して、夜に眠れず、昼に寝てしまう問題が生じる場合もあります。

それは極端な例ですが、**体内時計の設定を毎朝リセットして暮らさないと、食事によって血糖値が必要以上に上がったり、糖や脂肪の代謝が低下したり、ホルモンの分泌が悪くなったりします**。

この状態で生活習慣を改善しても、改善による効果が低くなってしまうのです。

時計遺伝子というDNAから命じられて時計タンパク質というものがつくられます。これは日光の影響やメラトニン（睡眠ホルモン）の分泌が止まることで朝からつくり始められ、夜の9～10時頃にピークになります。そこから分解されて減っていき、なくなるのが25時間後になるので、このしくみが体内時計を支えていると考えられます。

体内時計の調整を行うには、まず**朝日を浴びる**こと。そして、時計遺伝子が朝からアミノ酸を合成して時計タンパク質をつくらないといけないので、その材料となる**タンパク質を朝食でしっかり摂る**ことが重要です。また、体内時計のリズムとしては活動を上げていくタイミングなので、朝食で血糖値を上げることで波長が噛み合ってきます。

これを毎朝実践することで、生活習慣の改善効果が高くなるのです。第5章で詳しく解説しますが、糖化ストレス対策（GSケア）の前提として、まず体内時計のリズムを意識し、リセットすることから始めてみましょう。

COLUMN

過剰な飲酒もAGEsをつくる

肝臓はエネルギー源として脂肪をつくり、全身に供給しています。しかし、消費されずに余った脂肪は、肝臓に溜まっていくことになります。これが、非アルコール性脂肪性肝疾患です。中性脂肪やコレステロールなどが増加し、それが酸化されてアルデヒドが暴走します。この場合は、脂質の摂りすぎ、運動不足といった直接的な原因が影響しており、肝臓に脂肪が増えるプロセスが想像しやすいかと思います。

では、アルコールの過剰摂取で脂肪肝になり、アルデヒドが暴走してしまうのは、なぜなのでしょうか？

アルコール（メタノール）は肝臓で代謝され、酢酸となり、水と二酸化炭素に分解されます。その過程で生成されるのが、アセトアルデヒド。これはALDH（アルデヒド脱水素酵素）によって分解されるのですが、そこで処理しきれないアルデヒドが、糖や脂肪などと反応し、酸化や糖化を起こして肝臓でスパークを誘発します。その影響でAGEsが増えますし、RAGEと結合して炎症性サイトカインを生み出し、炎症を起こします。こうして、お酒を過剰に飲み続けると、脂肪肝から肝炎へと進行するリスクが高まるのです。つまり、アルコール性肝炎も実はアルデヒドの仕業だといえるでしょう。

第3章

こんな悩みも実は「糖と脂」が犯人だった⁉

「糖と脂」由来のアルデヒドが、あらゆる不調をもたらす原因に！

アルデヒドが体のあらゆるところで糖化を起こす

糖と脂の過剰摂取、そこからアルデヒドが大量に発生し、体のあらゆる場所で糖化を誘発してAGEsなどの変性タンパク質を生成するという「糖化ストレス」。これまでは糖化という化学変化が、なぜ起こるのか？　どのように起こるのか？　という全般的なメカニズムを中心に解説してきました。

本章では、その糖化のメカニズムが、**具体的な病気や症状にどのように影響していくのか**

を紐解いていきます。

私たちの体のほとんどは、タンパク質でできているため、糖化による影響は全身のあらゆる部位に及びます。しかし、同時にすべてが衰えていくわけではなく、個人それぞれが持つ体の弱点から衰えていきます。そして、その後は糖尿病をはじめとする生活習慣病と同様に、いろいろな病気や症状へと連鎖していき、合併症を起こすようになるのです。

下記に記したように、本章では**糖化の影響によって起こる主な病気や不調別に解説**していきます。これらの発症プロセスを理解し、手遅れになる前にできるだけ早く改善策を講じるための参考にしてください。

アルデヒドが体のあらゆるところで糖化を起こす

糖化によって本来の働きを失う「機能性タンパク質」が

機能を失った「偽物のタンパク質」に変わってしまう

前述したように、私たちの体のほとんどはタンパク質でできています。そして、体のなかのタンパク質の役割は大きく分けてふたつ。骨や筋肉、血管、内臓、神経、皮膚、毛髪といった**体を形づくるための「構造タンパク質」**と、ホルモンや免疫、酵素、遺伝子といった**体の生命活動を維持するために働く「機能性タンパク質」**です。

アルデヒドは、ほぼすべてのタンパク質を攻撃し、糖化を誘発します。そして、糖とタンパク質が結合した終末糖化産物のＡＧＥｓや、脂肪と結合した変性タンパク質（カルボニル化タンパク質）を生成し、**それぞれの役割を持ったタンパク質からその機能を奪ってしまいます**。機能を失った「偽物タンパク質」が増えていくと、やがて病気や不調を起こし、私たちの健康を脅かす存在になるのです。

たとえば、構造タンパク質への影響でいえば、骨の糖化があります。骨を構成するコラーゲンという線維性のタンパク質が糖化すると、コラーゲン特有の弾力が失われ、チョークのように硬く脆い骨に置き換わってしまいます。

また、機能性タンパク質への影響でいえば、インスリンの糖化が挙げられます。血糖を細胞に取り込んで血糖値を正常に戻すインスリンというホルモン。インスリンが糖化し、「糖化インスリン」に変性すると、インスリン本来の機能が失われるため、血糖を下げる機能が低下し、それが悪化すると糖尿病へと発展します。

糖化は、**タンパク質を分子レベルで変性**させ、代謝をサポートする酵素や補酵素、神経伝達物質、DNAといった人体の細部にまで影響を及ぼします。それは、アルデヒドの仕業であり、糖と脂の摂りすぎが招く最大の脅威といえるでしょう。

糖化でインスリンが減り、血糖を抑える機能が低下する

インスリンの生成と機能性がともに低下する

生活習慣の影響で、膵臓から分泌されるインスリンが減少し、分泌されてもインスリンの効きが悪い状態になり、血糖をうまく細胞に取り込めずに高血糖状態が続いてしまう病気が、2型糖尿病です。

糖尿病における糖化の影響は、いろいろなプロセスが絡み合い、結果的に膵臓でのインスリン生成、全身での血糖を取り込む機能という**「つくる&機能させる」という両面で障害が発生してしまう**ことにあります。

膵臓内のβ《ベータ》細胞でインスリンが生成されるのですが、最初はプロインスリン前駆体《ぜんくたい》という長い一本鎖の分子構造をしています。それがタンパク質分解酵素によって短く切断されてプロインスリン、そして活性化したインスリンという過程を経て生成されていきます。

ところが、**その切断箇所にあるリジンやアルギニンというアミノ酸が糖化**すると、分子が切断できなくなり、インスリンを完成させることができません。また、プロインスリンの過程で折り畳んで立体構造にする必要がありますが、**屈曲箇所のシステインというアミノ酸が糖化**すると、折り畳むことができなくなり、インスリンの生成量が減ります。

また、膵臓からインスリンを分泌するには、カルシウムの濃度差を利用して放出するのですが、**膵臓のカルシウムチャネルが糖化**してカルシウムが漏れ出てしまう（カルシウムリーク）と、濃度差が乱れて分泌機能が低下します。

さらに、アルデヒドが増えることで、細胞内のミトコンドリア（細胞内に存在する小器官）内にあるTCA回路という有酸素エネルギー（ATP＝アデノシン3リン酸）を合成する場所で、フマル酸という物質が増えます。すると、**アディポネクチンというインスリンの機能を助けるホルモンの分泌が減り**、インスリンの効きが悪くなるのです。

インスリンの生合成と糖化の関係

血糖値を下げるホルモンであるインスリンは、膵臓のβ細胞内で生成されます。その生成プロセスに沿って、糖化による影響で、なぜインスリンの生成量が減ってしまうのかを解説していきます。

STEP.1 シグナルペプチドが切断されてプロインスリンに

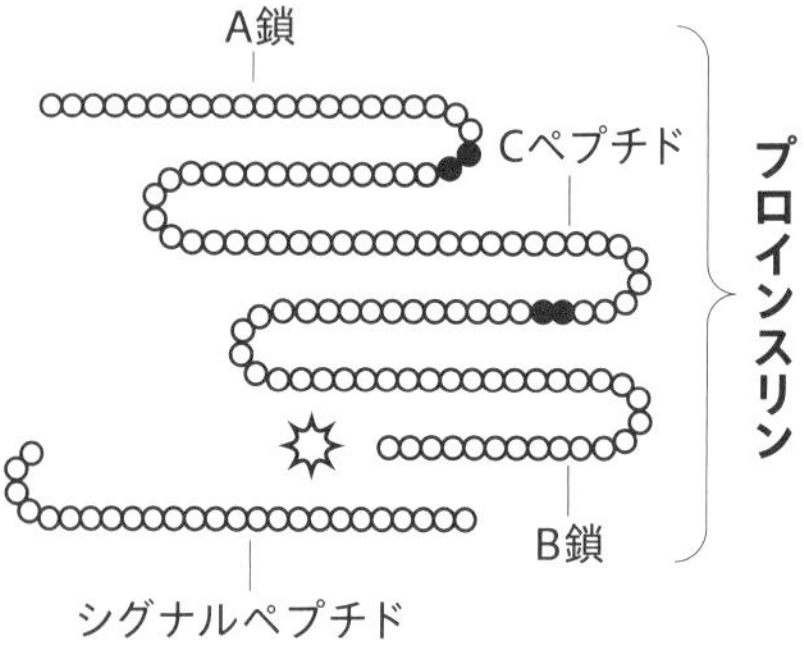

長い一本鎖の構造をしているプロインスリン前駆体から、シグナルペプチドという鎖が切断され、A鎖、B鎖、Cペプチドで構成されるプロインスリンの状態になります。

STEP.2 プロインスリンが折り畳まれて立体構造に

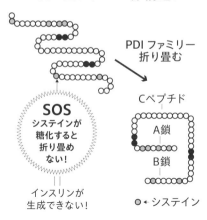

プロインスリンは、PDIファミリーという酵素の働きによって、分子の鎖にあるシステインというアミノ酸の部分を折り畳んで（ジスルフィド結合）、立体構造を形成します。しかし、システインがアルデヒドと結合すると、折り畳めなくなってしまうのです。

STEP.3 プロインスリンが切断されて活性型インスリンに

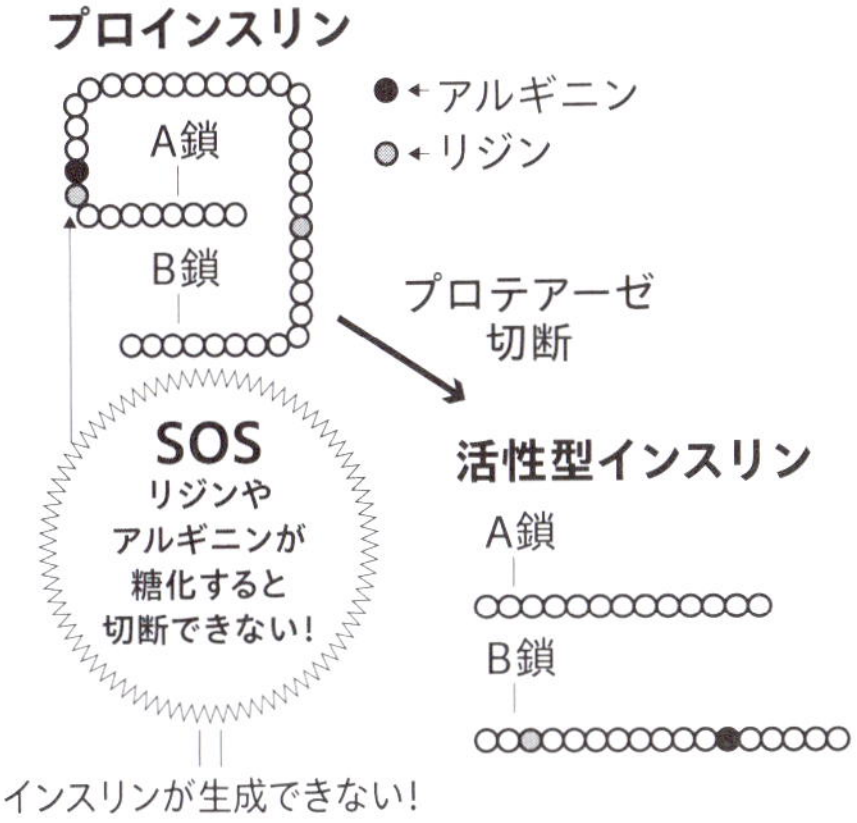

立体化したプロインスリンは、プロテアーゼという分解酵素によって、リジンやアルギニンの部分をA鎖とB鎖に切断され、活性型のインスリンになります。しかし、リジンやアルギニンが糖化すると、切断されずに未完成のままに。

糖化インスリンによる機能低下

インスリン抵抗性が高い、つまり**インスリンの機能が低下して効きが悪いといわれる状態も糖化が影響**しています。

糖化＝アルデヒドの影響で、膵臓のβ細胞内でプロインスリンから活性型インスリンへの合成がうまくいかない場合、膵臓がいっぱいになってしまうので、**プロインスリンも活性型インスリンと一緒に分泌**されてしまいます。

インスリンを測定するIRI値は、プロインスリンも含んだ値で測定されるため、IRI値が高くても実際に機能しているのは正常なインスリンだけ。

それゆえに、糖化ストレスが高い状態だとインスリンの効きが悪くなるのです。

血管壁が変性して柔軟性が失われ「動脈硬化」になる

血管壁の細胞が糖化して硬くなる

動脈硬化といっても、血管が硬くなるプロセスはひとつではありません。**血管の壁そのものが硬くなる**パターンと、**血管の内腔《ないくう》（血管内の空間）が狭くなり、血圧が上がって結果的に血管が硬くなる**パターンがあります。そして、どちらの硬化パターンにも、糖化＝アルデヒドが影響しています。

まず、血管の壁そのものが硬くなる場合を解説します。アルデヒドから体を守る最大の酵素であるGAPDH（P64）も実はタンパク質なので糖化の影響で機能が低下します。GAPDHの活性が低下すると、脂肪酸由来のグリセルアルデヒドが増えます。血管の壁はコラーゲンというタンパク質で構成されていますが、それが**アルデヒドの攻撃を受けて糖化が進み、コラーゲンの弾力が失われて血管の壁が硬くなる**のです。

糖質の過剰摂取でも血糖スパイクからアルデヒドスパークが起こりますし、脂質を摂りすぎても脂肪酸の酸化が進んでアルデヒドが増えます。健康診断で脂質異常症や高血糖などを指摘されたのなら、早めに改善しないと動脈硬化がどんどん進んでしまうのです。

もうひとつは、血管の内腔が狭くなるパターン（アテローム性動脈硬化）です。この場合の主役は悪玉といわれるLDLコレステロールです。LDLも本来は細胞膜などを構成する必要な物質なのですが、動物性脂肪の過剰摂取などによって、増えすぎると問題になります。

LDLコレステロールは、通常の場合、免疫細胞の一種であるマクロファージに貪食されることはありません。しかし、酸化や糖化によって変性（修飾）したLDLは、マクロファージに貪食されるようになります。しかも、脂質異常症などでLDLが多い状態だと、マクロファージが食べすぎを起こして死んでしまいます。この**マクロファージの死骸が泡沫《ほうまつ》細胞となって血管壁に蓄積していき、粥《かゆ》状のプラーク（粥腫《じゅくしゅ》）を形成して、血管の内腔を狭くします。**

内腔が狭いと血流の通りが悪くなって、血液を強く押し出す必要が出てきます。そのせいで血圧が上がり、高血圧状態が続くとそれに適応するために血管が硬くなるというわけです。アテローム性の場合は血栓ができやすくなるので、脳卒中や心疾患のリスクも高くなります。

また、善玉といわれるHDLコレステロールも等しく糖化するリスクがあります。HDLは、LDLを回収して肝臓に戻す掃除役を担っていますが、HDLが糖化すると、LDLと同様にマクロファージに貪食され、血管壁に蓄積することになります。

糖化ストレスの前では、善玉も悪玉も関係ないのです。

アテローム性動脈硬化と糖化ストレス

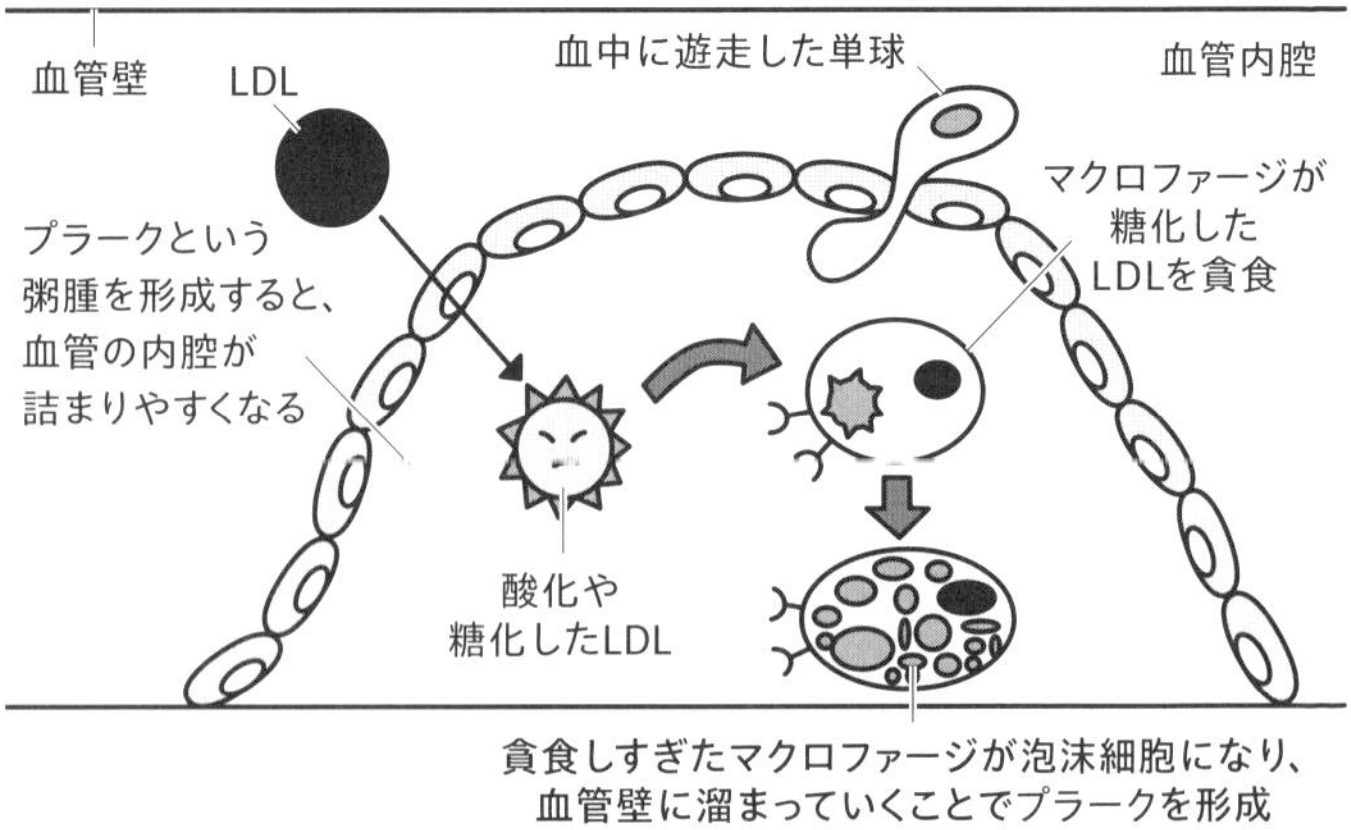

酸化ＬＤＬは抗酸化物質を使っても抑制できない

酸化ＬＤＬのなかには、抗酸化対策では改善できないものも存在します。脂肪酸が酸化することで発生する「マロンジアルデヒド（ＭＤＡ）」（Ｐ58）という脂肪酸由来のアルデヒドの一種があります。ＭＤＡは、２０２２年に初めて血液内で計測できるようになったのですが、これがＬＤＬコレステロールと結合すると、**ＭＤＡ結合型ＬＤＬという変性タンパク質に変化**します。

ＭＤＡ結合型ＬＤＬも糖化ＬＤＬと同様にマクロファージに貪食され、プラークを形成する材料になってしまいます。

マロンジアルデヒドは、脂肪酸の酸化によって生じる物質なので、抗酸化対策が有効であるかと思われるかもしれませんが、実は**ＭＤＡ結合型ＬＤＬの場合は糖化の範疇《はんちゅう》に入ります。抗酸化作用のあるビタミンＣを摂取したとしても、抑制効果はありません**。ちなみに、カテキンの場合は抗酸化作用が有名ですが、実は一部には抗糖化作用のあるカテキンもあるため、酸化ＬＤＬの抑制にも抗酸化の効果があると誤解される場合も少なくありません。

白内障や加齢黄斑《おうはん》変性症、目のタンパク質が糖化で濁る

糖尿病の合併症としても知られる目の病気

白内障などは、糖尿病の合併症としても起こりやすい目の病気です。つまり、糖化ストレスが、目のタンパク質にも影響するということです。

白内障は、目のなかのレンズの役割をしている水晶体《すいしょうたい》という部位が白く濁ってしまう病気です。**水晶体にはクリスタリンという透明なタンパク質があり、そのタンパク質が糖化すると、濁りが生じてきます。**

また、加齢黄斑変性症という目のなかの網膜《もうまく》（光を感じ取る透明な膜）に起こる病気があります。目のなかにある網膜の中心部に黄斑（主に色を感知する）という部位がありますが、その部位に加齢などの影響で出血やむくみが生じ、視力が低下したり、最悪の場合は失明したりする病気です。この目の病気にも糖化が影響しています。

加齢黄斑変性症は、**糖化によって網膜にＡＧＥｓ（凝集してドルーゼンという老廃物を形成）が溜まる**ことで起こります。網膜にＡＧＥｓが溜まり、それが周辺のマクロファージやＲＡＧＥと反応して、炎症性サイトカイン（免疫反応として炎症を起こす）や血管内皮増殖因子（ＶＥＧＦ＝Vascular Endothelial Growth Factor：血管新生をうながすタンパク質）を生み出します。

血管内皮増殖因子により、**周辺の毛細血管が増えすぎてしまい、その影響で視力が低下**します。そのまま放置して症状が進むと、失明する可能性もあるのです。

最近増えているのは、糖尿病の合併症として発病するケース。やはり、高血糖状態は糖化ストレスを高めるので、目のまわりにＡＧＥｓを生成するリスクが高くなります。

視力の低下や、目のかすみなどを感じたら、早めに眼科などへ行って検査してもらうことをおすすめします。

糖化によって認知症の原因物質の沈着が進む

アルデヒドが脳にAGEsを連れて行く

脳神経の病気である認知症は、発症する原因によって主に4つの種類に分類されています。「アルツハイマー型」「レビー小体型」「前頭側頭型」「血管性」が4大認知症といわれています。50~60歳ならそれぞれはっきりと区別がつくのですが、80歳くらいの高齢者になると原因が混在してくるので、明確に区別できなくなることがあります。いずれにしろ、これらの原因は、**主に変性タンパク質の蓄積によるもので、変性タンパク質の蓄積には、やはり糖化やアルデヒドの影響が関係**しています。

血管性認知症は、脳卒中による神経障害が原因ですが、脳卒中も元をたどれば動脈硬化や高血圧に起因する疾患なので、間接的に糖化が影響しているといえるでしょう。

アルツハイマー型認知症は、日本で最も症例が多い認知症で、**アミロイドβという変性タンパク質の蓄積が原因**と考えられています。しかし、アミロイドβも実は、なんらかの生理的な役割を持っていると考えられ、酸化や糖化ストレスの負荷が高まって、過剰に増えない限り、害はない物質ではないかと推察しています。実際にアミロイドβを完全にブロックすると、副作用が強すぎて逆に問題になることがわかっています。

通常は中枢神経系の免疫を担うミクログリアが、酵素によって分解されたアミロイドβを貪食し、血管に排出するという掃除機能が働いています。しかし、糖尿病などで糖化ストレスの負荷が高まると、**変性タンパク質が増え、架橋性AGEsがタンパク質とタンパク質をつなぎ、分子を大きくしてしまいます。その作用が、アミロイドβの凝集・蓄積をうながし、老人斑という老廃物の塊を形成させて毒性を強めてしまう**のです。

そのため、認知症の発症率は糖尿病患者の場合、糖尿病ではない人の3〜4倍になるという報告もあります。

幻覚症状や転倒が多いとされるレビー小体型認知症の場合、α《アルファ》シヌクレインというタンパク質が変性して蓄積することが原因といわれています。また、αシヌクレインが脳内の特定の領域に蓄積すると、パーキンソン病（手足の震えや動作困難など運動障害を伴う神経疾患）を発症するといわれています。

前頭側頭型認知症の場合は、前頭葉《ぜんとうよう》や側頭《そくとう》葉《よう》の部分にタウタンパク質（脳の神経細胞内で物質を輸送する）などが蓄積し、神経細胞を萎縮させることが原因と考えられています。

これらも基本的には、変性タンパク質の蓄積なので、アルツハイマー型と同じく糖化によるＡＧＥｓの蓄積や架橋が影響しています。

脳の６割は脂肪で構成されており、酸化や糖化ストレスを受けると、アルデヒドが増えやすい環境であるといえます。ＡＧＥｓは、

アルツハイマー型認知症のメカニズム

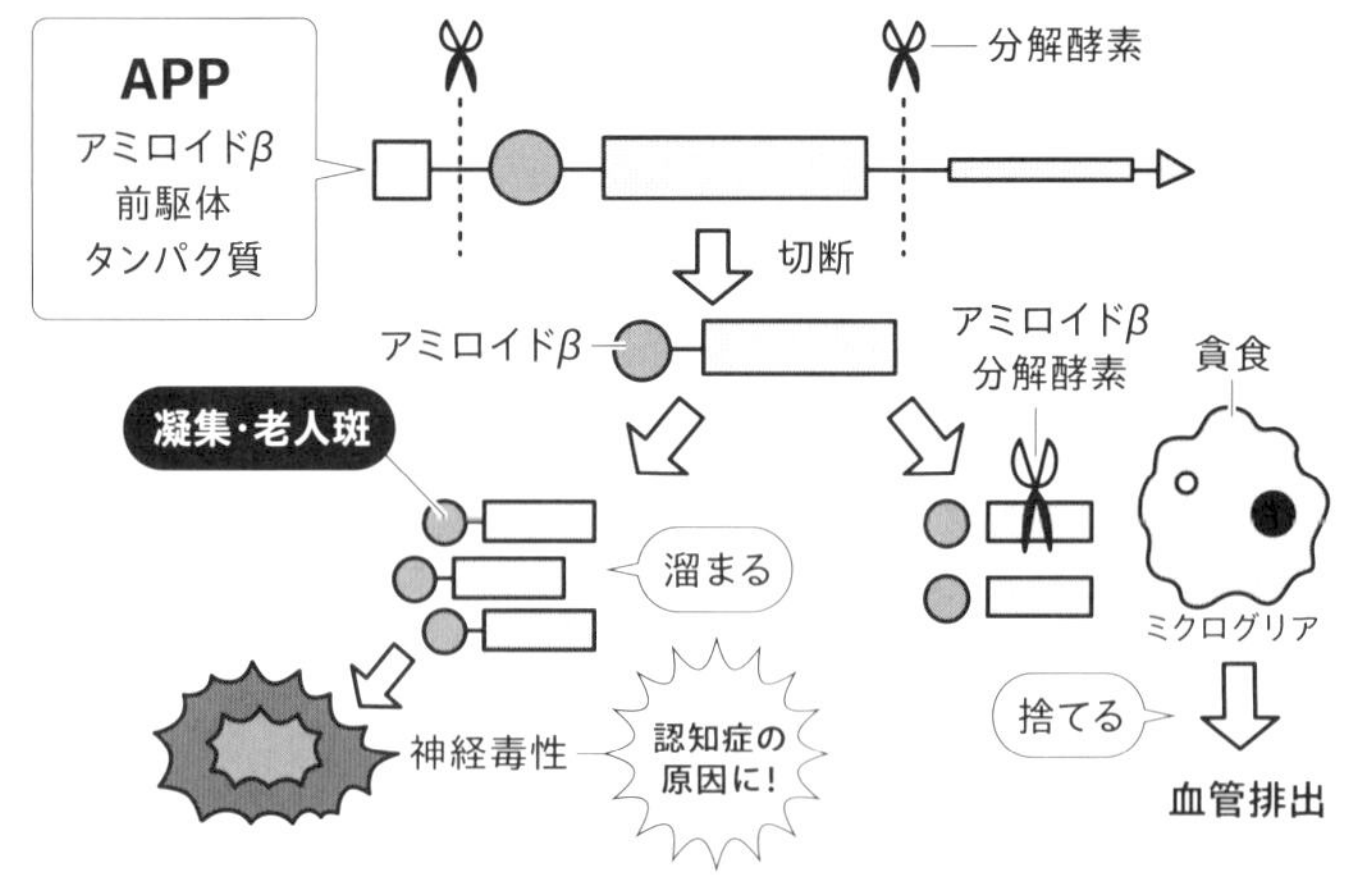

本当なら脳神経細胞の奥まで発生することはないので、やはりどこにでも侵入してしまうアルデヒドがAGEsを脳内まで連れて行っているといえるでしょう。

タウタンパク質の糖化で神経伝達物質を送れなくなる

変性タンパク質の蓄積のほかにも、認知症を誘発する糖化の影響があります。脳内のAGEsがRAGEと反応して炎症性サイトカインを生み出すことも影響しています。さらに、神経細胞の内部にある**タウタンパク質が、神経伝達物質を運ぶ輸送管の内部で糖化し、詰まってしまう**ことで神経伝達の機能が低下するということもあります。

また、神経細胞同士の末端から末端へつなぐシナプスという部分に神経伝達物質を送り出すのですが、その神経伝達物質の放出にカルシウムの濃度差を利用しています。カルシウム調節のチャネルを構成するタンパク質が糖化すると、カルシウムが漏れて、うまく濃度勾配をつくり出せなくなり、神経伝達機能が低下してしまう影響もあります。

つまり、糖化やアルデヒドの作用が複合的に関与し、認知症を発症させるものと考えられます。

認知症における糖化の影響

認知症の発症には、主に3つの糖化メカニズムが影響しています。これらが複合的に作用して脳の中枢神経の機能を低下させながら、認知症の症状を進行させているものと考えられます。

CASE.1 架橋性AGEsによってアミロイドβの沈着が進む

架橋性AGEsがアミロイドβをつないでしまう

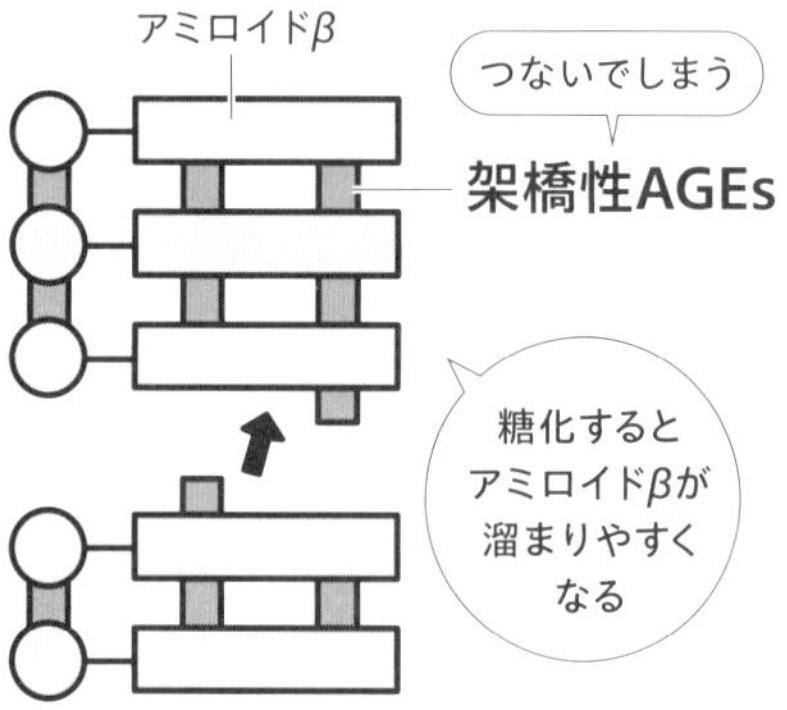

アミロイドβは、通常の場合は分解酵素で切断され、ミクログリアという免疫細胞に貪食されます。しかし、糖化ストレスが高まると、架橋性AGEsが増え、アミロイドβの分子をつないで分子を大きくしてしまいます。それがアミロイドβの沈着を進行させ、老人斑の形成や毒性を強めることに。

CASE.2 タウタンパク質の糖化で神経伝達物質が詰まる

タウタンパク質が神経細胞の輸送管で糖化

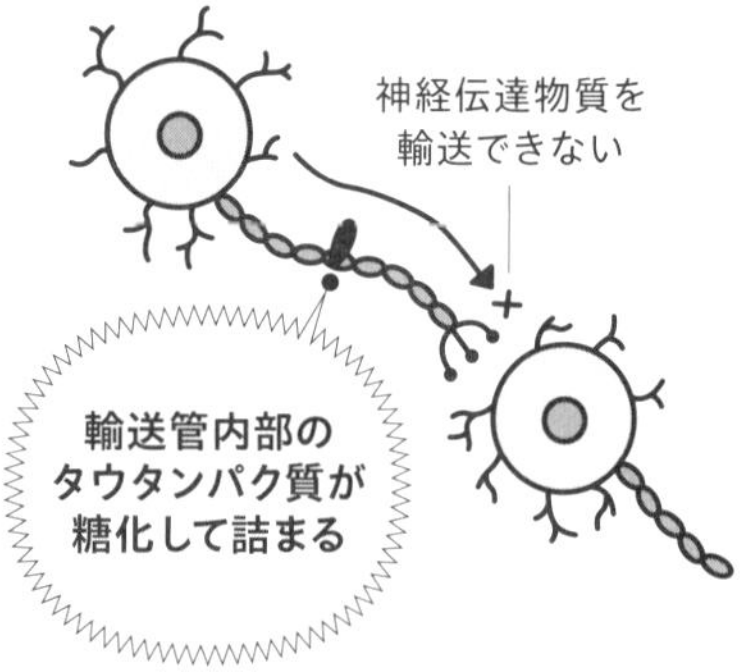

神経細胞の内部にあるタウタンパク質が、神経細胞の輸送管の内部で糖化してしまい、それが輸送管を詰まらせることに。その影響で神経伝達物質を送れなくなってしまいます。

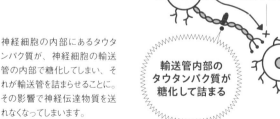

CASE.3　カルシウムリークが起こり、伝達機能が低下

カルシウムの濃度差を利用して伝達する

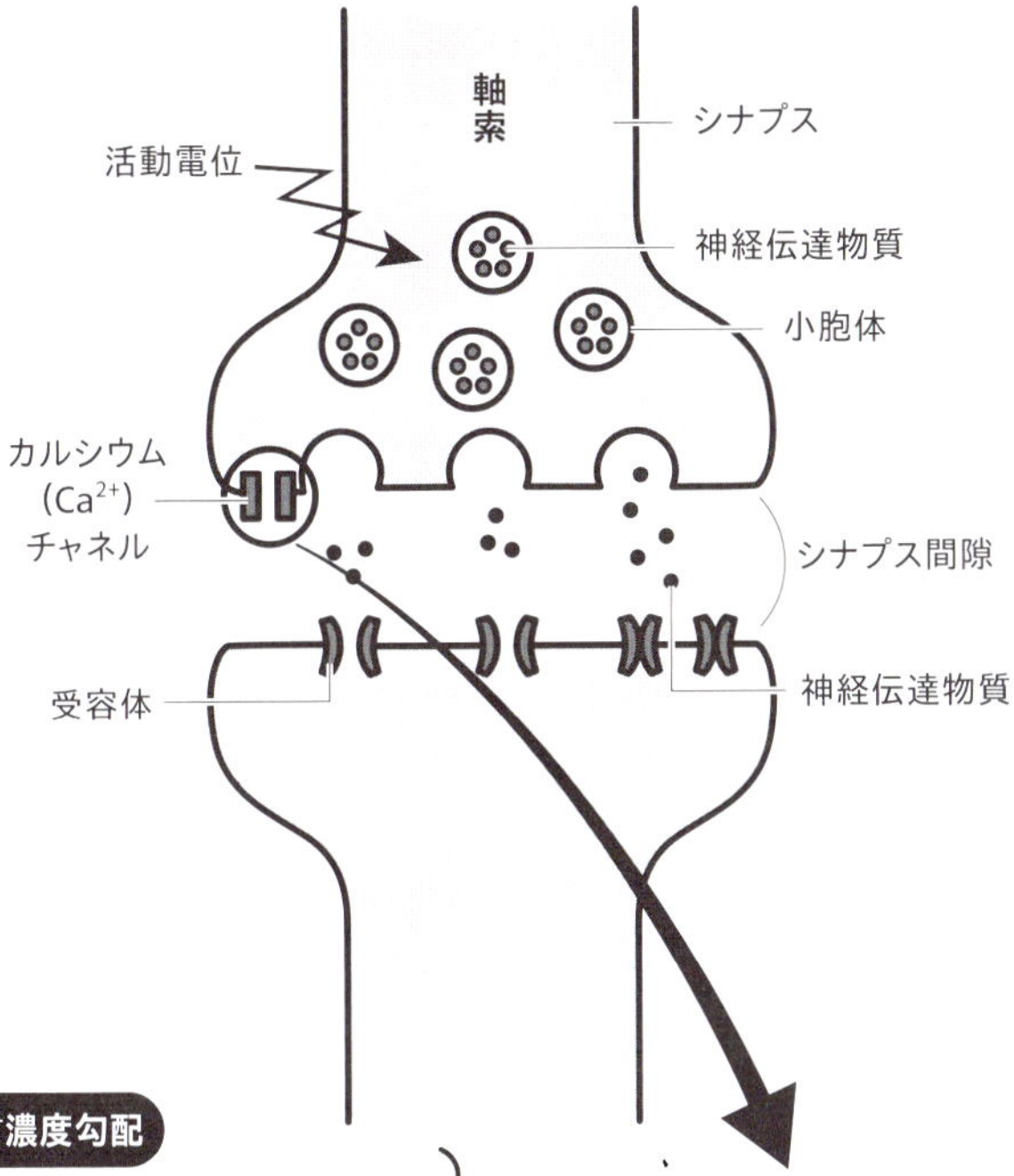

Ca^{2+}濃度勾配

シナプス外	10^{-4}〜10^{-5} M
シナプス内	10^{-7}〜10^{-8} M
小　胞　体	10^{-4}〜10^{-5} M

濃いほうから薄いほうへ、
流入する性質を利用

Ca^{2+}チャネルを支える
構造タンパク質が糖化

⇩

カルシウムが漏れて
伝達機能が低下

神経伝達物質をやりとりするシナプスという部分は、カルシウムの濃度勾配を利用して伝達物質を送っています。そのカルシウムの濃度調整を行うチャネルが糖化して、カルシウムが漏れてしまうと、濃度勾配のバランスが乱れ、神経伝達機能が低下してしまいます。

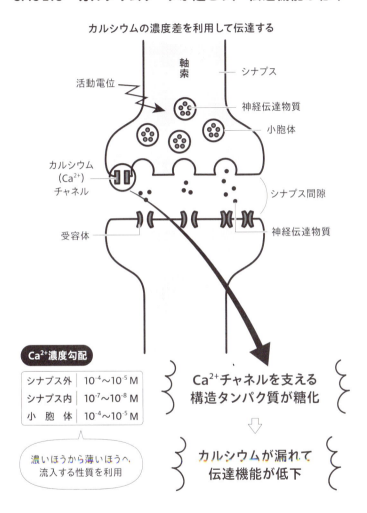

糖化によって、骨を構成するタンパク質の強度が低下する

骨がチョークのように硬くなる

糖尿病患者の骨は折れやすいともいわれていますが、骨粗しょう症や変形性関節症などの骨の疾患も糖化が関係しています。

骨といえばカルシウムをイメージすることが多いかもしれませんが、実は骨の重さの5分の1、体積の2分の1は1型コラーゲンという線維性のタンパク質で構成されています。「柳に雪折れなし」という諺《ことわざ》は、柳の枝は柔軟だからこそ雪の重さが加わっても枝が折れないことを意味していますが、**骨もコラーゲンという弾力のあるタンパク質で構成されているから**

こそ、折れにくい強度を保っています。

骨粗しょう症は、骨強度などが低下して折れやすくなってしまう病気ですが、**骨を構成するコラーゲンが糖化すると弾力を失い、「チョークライク」といってチョークのように硬くて脆い状態に変性してしまいます。**コラーゲンの三重らせん構造を橋かけの部分（架橋）で支え、クッション的な役割を果たしていた架橋性タンパク質が、架橋性AGEsに置き換わってしまうことでチョークライクを引き起こすのです。

変形性関節症は、機械的なストレスが関節に加わって炎症などを起こし、それが常態化することで関節の形状が変化してしまう疾患です。

関節は、2型コラーゲンやプロテオグリカンなどの**マトリックスタンパク質（細胞機能を制御する構造タンパク質）で構成された軟骨がクッション役を果たしていますが、それらが糖化で硬くなり、さらに機械的なストレスが加わることで破損します。**また、生成されたAGEsが関節内部のマクロファージに貪食されたり、RAGEに結合したりし、炎症反応を起こしますが、この反応によって痛みを感じるようになります。糖化によって硬くなり、破損し、炎症して、痛むということが長く続いていき、やがて関節が変形を起こしてしまうのです。最近は、腰椎の椎間板（マトリックスタンパク質）が糖化することで、腰痛の原因になることも注目されています。

血管にＡＧＥｓが蓄積すると、血圧が上がる

糖化による高血圧にはいくつかのパターンがある

糖化によって高血圧になる原因は、主に3つあります。血管の内腔が狭くなるパターン、血管壁が硬くなるパターン、そして腎臓の機能低下によるホルモン分泌が影響するパターンです。

血管の内腔が狭くなるケースは、動脈硬化（Ｐ78）でも解説しましたが、脂肪酸由来のマロンジアルデヒド（ＭＤＡ）が、ＬＤＬコレステロールと結合してＭＤＡ結合型ＬＤＬに変

性し、それらを貪食しすぎた**マクロファージの死骸（泡沫細胞）が血管の壁に溜まってプラーク（粥腫）を形成**します。プラークによって血管の内腔が狭くなると、血流が悪くなり、心臓から拍出する血液の圧力が高くなって、（血管抵抗性が上がり）その結果として高血圧になります。

また、血管の壁が硬くなるケースも動脈硬化で解説しましたが、**血管の壁を構成するコラーゲンタンパク質が糖化し、ＡＧＥｓに変性**してしまうと、血管壁の弾力性が失われて硬くなってしまいます。このときもクッション役の架橋性タンパク質が架橋性ＡＧＥｓに置き換わってしまうことで、弾力がなくなるわけです。血管壁が硬くなるということは、血液量が増えても血管が拡張しにくくなり、血管抵抗性が上がるので高血圧になります。

そして、３つ目は腎臓の機能低下により血圧が上昇するパターンです。

腎臓の内部には、血液をろ過して尿を生成する**「糸球体《しきゅうたい》」というろ過装置**があります。このうち、糸球体のろ過フィルターのひとつである基底膜という部位が糖化してしまい、その影響でろ過機能が低下します。

そのせいで糸球体内部の血圧が低下したりすると、**「レニン」というタンパク質分解酵素が分泌**されます。レニンは、血液中のタンパク質の一種であるアンジオテンシノーゲンを「アンジオテンシンⅡ」に変換しますが、この物質が血管を収縮させると同時に、副腎皮質に働きかけて「アルドステロン」というホルモンを分泌させます。

アルドステロンは、血中のナトリウム濃度を上げる作用があり、塩分を摂取したのと同じような状態になります。その影響（ナトリウム濃度を下げるために血管内に細胞から水分を引き込むため、全体の血液量が増大）で心臓からの血液拍出量が上昇し、血圧が上がります。この血圧を上昇させるシステムを**「レニン・アンジオテンシン・アルドステロン系」**といいます。

このように、糖化のさまざまな影響によって高血圧につながります。高血圧の場合は医師から塩分の摂取制限を中心に指導されると思いますが、それだけでなく、糖化＝アルデヒドの暴走を抑制するために、**糖や脂の過剰摂取にも注意**しなければなりません。

また、喫煙も血管を収縮させるだけでなく、酸化作用によってアルデヒドを増やすことになるので、高血圧の症状が出たら、**禁煙することも強く推奨**します。

糖化による高血圧の3つのパターン

① アテローム性動脈硬化による高血圧

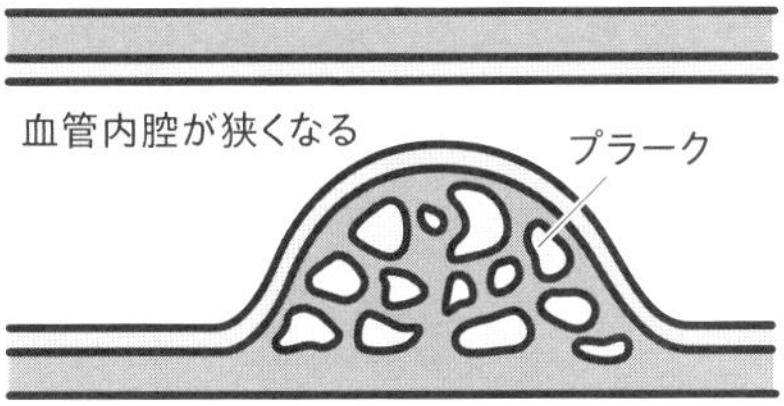

詳細はP80

LDLコレステロールが、脂肪酸由来のMDAと結合し、それを貪食したマクロファージの死骸が血管壁に蓄積。ドロドロのプラーク（粥腫）の形成によって内腔が狭くなり、血管抵抗性が上昇して高血圧になります。

② 血管の壁が糖化して弾力性がなくなる

血管の壁を構成するタンパク質のコラーゲンが糖化。三重らせん構造を支える架橋性タンパク質がAGEsに置き換わり、弾力を失って硬くなります。その結果、血管抵抗性が上がり、高血圧になります。

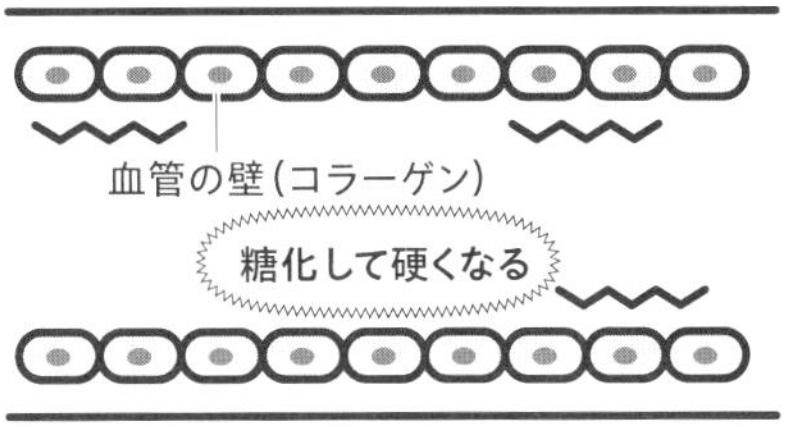

③ 糸球体が糖化して腎機能が低下

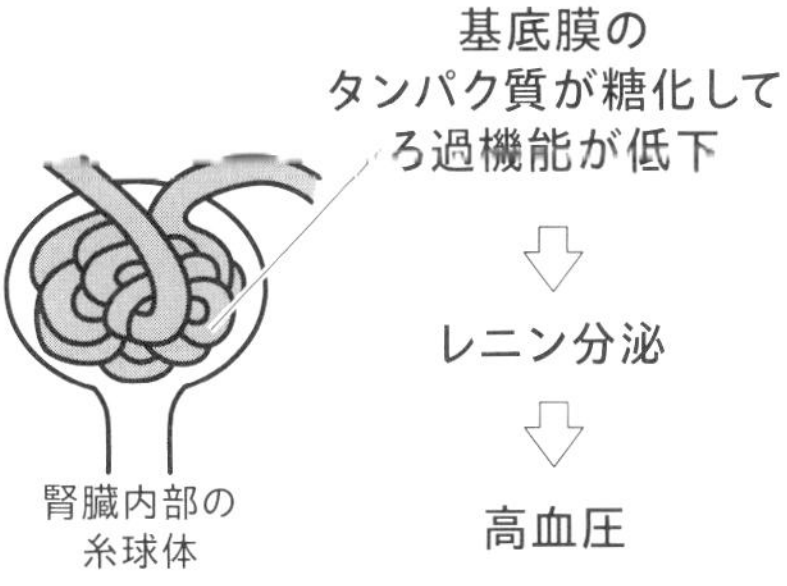

腎臓のろ過装置である糸球体の基底膜が糖化。ろ過機能が低下した影響でレニンが分泌。さらにナトリウム濃度を上昇させるアルドステロンというホルモンが副腎皮質から分泌され、その結果、高血圧になります。

糖化によって、腎臓のろ過機能が低下する

ろ過するための膜のタンパク質が糖化

腎臓の主な役割は、血液をろ過して尿を生成することです。そして、腎臓もまた、タンパク質で構成されている以上、糖化のリスクから逃れることはありません。

しかし、血液中にもしＡＧＥｓができたとしても、それは微細なアミノ酸と結合したフリー（可溶性＝細胞膜から離れて液体に溶けている状態）のＡＧＥｓであり、分子の大きさはとても小さいです。細胞などのタンパク質を変性させたフリーではないＡＧＥｓの場合は、分子が大きいのでフリーのＡＧＥｓとは別物と考えてよいでしょう。

そして、**分子の小さいフリーのＡＧＥｓは、腎臓のろ過装置でろ過されて普通に排泄されます**。ろ過されずに腎臓に蓄積して、悪さをするということはありません。

それよりも、大きな問題は腎臓のなかにある、ろ過装置のひとつ「糸球体」が糖化すること。正確には、**糸球体のろ過膜のひとつである基底膜のタンパク質が糖化してＡＧＥｓに変性する**ことです。

糖尿病性腎症という糖尿病の合併症による腎疾患があります。これは、高血糖状態になると、腎臓内部の毛細血管がダメージを受け、ろ過機能が低下するなどと説明されることが多いのですが、実際はこの糸球体の基底膜の糖化が影響しています。

基底膜が糖化してＡＧＥｓに置き換わると、ろ過膜が目詰まりして機能低下を起こします。

その症状が進行すると、少しずつ糸球体が壊れていき、大きな分子のタンパク質などもろ過膜を通過して尿として漏れ出てしまうようになります。健康診断で腎臓の状態を測定する基準のひとつに尿タンパクがあるのはこのためです。

腎機能が低下すると、高血圧（Ｐ92）や慢性腎臓病（ＣＫＤ）につながります。

脂肪肝から肝炎に進行する過程にもアルデヒドが関与

肝炎予防には糖化ストレス対策が必須

脂肪肝とは、肝臓に脂肪が蓄積した状態のこと。脂肪肝が進行すると、炎症と肝細胞の線維化が起こり、脂肪性肝炎になります。

脂肪性肝炎の名称は、最近「非アルコール性脂肪肝炎（ＮＡＳＨ）」から**「代謝機能障害関連脂肪性肝疾患（ＭＡＳＬＤ）」**（Metabolic Dysfunction-Associated Steatotic Liver Disease）に変わりました。

ＭＡＳＬＤとは、脂肪肝に「肥満」「２型糖尿病」「２種類以上の代謝異常」のいずれかが併存している疾患概念ですが、脂肪性肝炎には、糖と脂肪酸由来のアルデヒドが影響しています。

肝臓は体内の栄養の元締めのような臓器。腸で消化吸収された糖や脂肪のほとんどが肝臓に送られ、肝臓から全身に供給されます。つまり、肝臓は糖や脂の過剰摂取の影響にも最前線で晒されることになり、**グルコース由来のアルデヒドや、脂肪酸由来のアルデヒドの大量発生により、糖化ストレスをダブルパンチで受けることになる**のです。

また、アルデヒドが過剰な状態が続くと、アルデヒドを代謝する補因子「ＮＡＤ（ニコチンアミドアデニンジヌクレオチド）」が大量に消費されます。すると、アルデヒドを処理する機能も低下していくので、ますますアルデヒドの攻撃を受けやすくなります。

脂肪性肝炎のもうひとつの原因となるアルコール（エタノール）の過剰摂取。アルコールを肝臓で代謝する過程でアセトアルデヒドを生成しますが、アセトアルデヒドを分解し、無毒化するにはＡＬＤＨ（アルデヒド脱水素酵素）を働かせる必要があります。このときも**ＮＡＤの助けが必要になる**ので、お酒を控えるだけでなく、ＮＡＤが不足するようなアルデヒドが過剰になる食生活、つまり、糖や脂の摂りすぎにも注意しましょう。

AGEsが溜まると、免疫細胞も機能低下を起こす

免疫細胞が減り、機能も低下する

第4章で詳しく解説しますが、人体に最も多く存在する**「DHEA（デヒドロエピアンドロステロン）」という副腎皮質ホルモン**（P122）があります。このDHEAは、寿命やストレス耐性、そして免疫に関係するホルモン。酸化や、糖化（＝アルデヒド）のストレスが高まると、細胞にAGEsやタンパク質などの酸化物といった老廃物が溜まってきますが、**細胞に老廃物が溜まると、DHEAの分泌が低下します。DHEAが減少すると、細胞の機能が低下するのですが、免疫細胞も例外なく機能低下を起こします。**

たとえば、細胞に老廃物が溜まると、免疫細胞を生成する能力が低下し、免疫細胞そのものが減ります。

また、免疫システムに関連しているさまざまな細胞がありますが、それぞれが機能低下を起こします。

白血球の場合は**移動するスピードが遅くなります**し、T細胞からはいろいろな種類のサイトカイン（細胞同士の情報を伝達する低分子タンパク質）が出されるのですが、その**分泌機能が低下**します。さらに、マクロファージなどの異物を**貪食する細胞の機能も低下**し、全般的な免疫力というものが落ちてしまうのです。

また、異物を攻撃するさまざまな抗体もタンパク質でできているので、アルデヒドの攻撃を受けますし、タンパク質の摂取が不足していると生成される量も少なくなります。このほか、ストレスの多い生活をしていると、その影響でリンパ球が減ってきます。

免疫力が低下すれば感染症やがんといった疾患のリスクが高まるので、酸化や糖化ストレスの改善は、命を守ることにもつながるといえるでしょう。

糖を摂りすぎると、エネルギーの産生機能が低下する

アルデヒドの影響で疲れやすくなる

私たちは、常に呼吸をして体内に酸素を取り込みながら、摂取した栄養素を有酸素エネルギー（ATP）に代謝することで活動することができます。この有酸素エネルギーをつくる発電所のような機能を果たしているのが、細胞内小器官であるミトコンドリアです。そして、**ミトコンドリア内に存在する有酸素エネルギー代謝システムを「TCA回路（クエン酸回路）」**といいます。

忙しいときに、糖質が8割以上を占めるような昼食を摂ると、午後に眠くなったり、体が

だるくなったりする場合があると思いますが、それもアルデヒドの暴走が関係しているものと考えられます。

糖質を摂りすぎて糖化ストレスが高まり、アルデヒドが増えると、TCA回路に障害が起こります。このとき、アルデヒドを処理するGAPDH（P64）などの酵素が働きますが、それを機能させるには、補因子のNAD（P99）が必要になります。アルデヒドが大量に発生することで、このNADも大量に消費されることになるのですが、実はこのNAD、TCA回路の代謝にも材料として使われているのです。アルデヒドの暴走によって、**NADが不足した状態になると、TCA回路がうまくまわらなくなってしまいます**。

アルデヒドの増大の影響は、ほかにもあります。**アルデヒドによってTCA回路内にフマル酸という物質が増え、それがシステインと結合するため、新たなタンパク質への攻撃になります**。そうすると、エネルギー効率が低下して疲労しやすくなることが考えられます。また、フマル酸はGAPDHの活性を抑える作用もあり、アルデヒドの暴走を助長してしまうことになります。ちなみに、この反応の影響によって、アディポネクチンという脂肪酸由来のタンパク質が減り、インスリンの機能が低下することはすでに述べました（P60）。糖化ストレスが高まるので、アルデヒドの暴走はより活発化することになります。

動物性脂肪への依存によって行動意欲が減退する

神経機能の低下や依存症の影響でやる気が出ない

糖化ストレスは、メンタルにも影響を及ぼします。前述したように、神経細胞内のタウタンパク質が糖化すると、輸送管が詰まってしまい、神経伝達物質の伝達機能が低下します。すると、**中枢神経の機能にも影響してきますので、脳の活性が減退して気力が低下する**ことも十分にあり得ることです。

また、糖尿病の患者は自律神経の異常も起こすので、糖化ストレスが自律神経の機能低下を誘発することも考えられます。**活動を司る交感神経の活性が上がらず、血管が弛緩して、**

行動への意欲が湧いてこないということもあるでしょう。

さらに糖化ストレスによって動脈硬化になってしまうと、**脳の血流が低下する**ため、これも行動意欲の減退につながります。

一方、糖化ストレスのかかる脂質過多の食生活を送っていると、動物性脂肪依存症（P106）になる場合もあります。脂肪組織が蓄積していくと、脂肪組織は仲間をもっと増やしたいという信号を送り、**脂肪を溜め込むために「運動をするな」という命令を出す**ようになります。そうなると、動きたくなくなって行動意欲が失われていきます。

また、**ストレスの多い生活も心が折れ、メンタル状態が低下**してしまいます。このような場合は、質のよい睡眠が大事。しっかり睡眠をとって回復を図りましょう。**成長ホルモンの分泌をうながす働きのあるＤＨＥＡの分泌低下もストレス耐性を弱める**ので、それを誘発する糖化やアルデヒドの暴走を抑えておかなくてはなりません。

生活習慣病の学会でも、生活習慣の改善には、食育（食事）、体育（運動）、知育（気力）が必要で、特に気力の充実が重要視されています。行動変容や動機づけとも表現されますが、生活習慣を変えるきっかけとして、ゴルフをやるでも海外旅行に行くでもなんでもよいので、なにか**気力を向上させるような目標を持つこと**が大切です。

意外なところまで糖と脂の摂りすぎが影響

食べていないのに太る

高脂肪食を食べ続けていると、動物性脂肪依存症になるリスクがあります。**脂肪組織が蓄積していくと、脂肪細胞そのものがより多くの仲間を求めるようになり、さらに脳にも働きかけて、動物性脂肪の過剰摂取がさらに加速**していきます。脳がより多くの脂肪を欲する依存システムには、薬物依存やニコチン依存などと同じドパミンという快楽物質が関係しており、ある意味で動物性脂肪は依存性リスクの高い食品ともいえます。

脂肪を溜め込むために、高脂肪食の過剰摂取だけでなく、運動抑制の作用も出てくるため、糖化ストレス、特にアルデヒドの暴走を助長しやすい状況に陥ります。これによって体内のＡＧＥｓ化が進むと、体のあらゆる機能が低下し、代謝の活性も落ちるので、より肥満になりやすい体になってしまいます。

歯周病や口内環境への影響

最近は口内環境、特に歯周病と糖尿病の関連が注目されています。糖尿病患者は歯周病になりやすく、また歯周病を放置していると糖尿病になりやすいということがわかっています。

歯周病になると、**ダメージを受けた歯周組織から炎症性サイトカインが血中に入り込み、その影響でインスリン抵抗性が上昇**します（効きが悪くなる）。すると、血糖値が下がりにくくなり、それが常態化することで糖尿病に発展します。

また、糖化ストレスがあると、口腔内の悪玉菌が増えて歯周病が悪化しますし、歯周病が悪化すると、糖化ストレスの負荷が上がります。このほかにも、歯周病が進行すると、動脈硬化になりやすいということもあります。

こうした悪循環があることから、**口内環境を整えることは糖化ストレス対策としては重要**

です。そのためには、よく噛んで食べることをおすすめします。

さらに、口内細菌の悪玉菌が増えると、それを飲み込んでしまうことにより、腸内細菌の環境が悪化するといわれています。朝食後の歯磨きも大切ですが、起床してすぐの口すすぎや歯磨きも腸内環境の健康を守るためには有効であるといえます。

腸内環境への影響

腸内の善玉菌は、短鎖脂肪酸産生菌などですが、これらは**AGEsの生成を抑制する働きがあります**。また、基礎代謝を上げる作用もあるので、食べすぎても過剰に吸収しすぎないようにしてくれます。しかし、糖化ストレスによって、神経系の働きが低下すると、腸管の働きが低下します。すると、腸内の悪玉菌が増え、AGEsの生成を抑制する機能も低下してしまうのです。高脂肪食を食べすぎたり、食物繊維を摂らなかったりしても悪玉菌が増えるので、食生活の改善は大切です。また、歯周病でもよく噛むことが重要だと解説しましたが、1日に1000回噛んでいた人が4000回に増やしたら腸内環境が改善したという報告もあります。ですから、抗糖化の生活改善では、よく噛むことも意識しましょう。

毛髪への影響

毛髪もタンパク質なので、糖化ストレスの影響は当然受けます。毛髪は、約8割がタンパク質で構成されており、そのうちの9割はケラチンというタンパク質が占めています。糖化ストレスによって、**ケラチンがAGEsに置き換わって糖化ケラチンになってしまうと、髪の毛が硬くなってゴワゴワした髪質になり、まとまりがなくなってきます**。

また、糖化ストレスは抜け毛には直接的に影響しないと考えられますが、動脈硬化などがあると、頭皮の血流が低下するので、毛髪への栄養供給に影響すると思われます。

冷え性への影響

糖化ストレスが強くなると、自律神経の異常も出てくるので、血管の収縮と拡張に問題が生じます。すると、**血流が低下し、手足が冷えやすくなります**。動脈硬化があれば、血流はさらに低下し、影響は大きくなります。

COLUMN

治療と予防は別物と考える

本書の第５章では、糖化ストレスを予防するための改善策をたくさん紹介していますが、断っておきたいのは、「治療と予防は違う」ということです。

たとえば、「タンパク質をたくさん摂りましょう」「１日の摂取カロリーの20%、推奨目安は75gです」といった場合、食事で摂りきれない分はプロテインなどの補助食品で補ってもよいと思います。しかし、「プロテインって腎臓病に悪いのでは？」といった疑問を持つ方がいらっしゃいます。それは正解で、もし、腎臓病で医師の指導を受けている場合は、ぜひ医師の指示に従ってください。

つまり、本書で紹介しているのは、健康な人が糖化によってこれ以上悪化しないための「予防策」です。すでに病気の患者を治療するための方法ではありません。

糖尿病の治療で、血糖値の上昇を抑えるために、人工甘味料を使用することがありますが、あれは糖尿病の治療だから飲んでもよいもの。人工甘味料の飲料を健康な人、特に子どもに飲ませることは、生殖系への影響も報告されているので避けたほうがよいのです。

このように治療と予防では根本的に考え方が異なるので、もし医師の指導を受けている場合は、そちらを優先して実践してください。

第4章

実は糖化が原因!?老化の科学

明らかになってきた老化スイッチの正体

老化スイッチにもアルデヒドが関係している

遺伝子の老化パターンへの切り替えをできる限り後ろ倒しにし、健康寿命を延伸させるには、生活習慣の改善が重要であり、老化も生活習慣病のひとつであると述べました（P24）。老化の原因の9割が生活習慣である理由は、**遺伝子も生活習慣の影響を受け、変化する**ためです。**この遺伝子の変化を「エピゲノム変化（エピジェネティクス）」といい、老化スイッチへの切り替えを誘発します**。

ここからは少し専門的な話になりますが、近年明らかになってきた老化の最新研究について説明します。エピゲノム変化は本来、遺伝子のDNAの一部であるシトシンと、遺伝子を調整するヒストンタンパク質が、メチル化や脱メチル化を起こす生理的な（正常な）反応です（P24）。ヒストンタンパク質のどこにメチル化が起きるのかというと、ヒストンタンパク質を構成するリジンとアルギニンというアミノ酸があるのですが、これらはふたつのアミノ基（水素原子2、窒素原子1で構成される分子）を持っており、ひとつはペプチド結合（ほかのアミノ酸とくっつく）に使い、もうひとつは余っているので、**その他の物質と反応を起こしやすい性質**を持っています。ここにメチル基（P25）が結合すればメチル化が起こり、ヒストンタンパク質の性状が変化して、DNAの働きが制御されます。

DNAでも同様に、塩基のひとつであるシトシンがメチル化して、生理的な（正常な）反応としてエピゲノム変化が起こると、不要なタンパク質が生成されなくなるなどの制御がかかります。

ここからは、おそらく実際に起こっている可能性が高いと考えられるのですが、**ヒストンタンパク質のリジンやアルギニン、DNAのシトシンのメチル化を起こす部位に、アルデヒドも結合する**のではないかと推測しています。アルデヒドが関与することで、糖化やカルボニル化（P57）、メチル化を含めた広い意味での非生理的な（異常な）エピゲノム変化が起こり、遺伝子が病的な老化のスイッチに切り替わるものと考えられます。

そう考えると、生活習慣の乱れによって、エピゲノム変化が起こって病的な老化が進行するというストーリーの辻褄が合います。ここでもやはり、**アルデヒドが黒幕として関与していた**というわけです。そして、これこそが糖化による病的な老化の正体といえます。

実際にＤＮＡにホルムアルデヒドを反応させたらメチル化したというかなり昔の研究報告もあり、ほかのアルデヒドもＤＮＡに反応しないはずがありません。

ほかにも、エピゲノム変化のアルデヒドの関与については、脱メチル化というメチル基が分離する反応があるのですが、このときにシックハウス症候群の原因にもなる**有毒なホルムアルデヒドが遊離する**という事実もわかっています。

細胞の年齢「メチル化年齢」の老化にアルデヒドが影響!?

第5章で詳しく解説する5つの機能年齢（P132）のほかに、最近は細胞の年齢を計測しようという試みで**「メチル化年齢」**というものを計測しています。ＤＮＡのメチル化＝エ

100歳以上の百寿者は実年齢よりエピゲノム年齢が若い

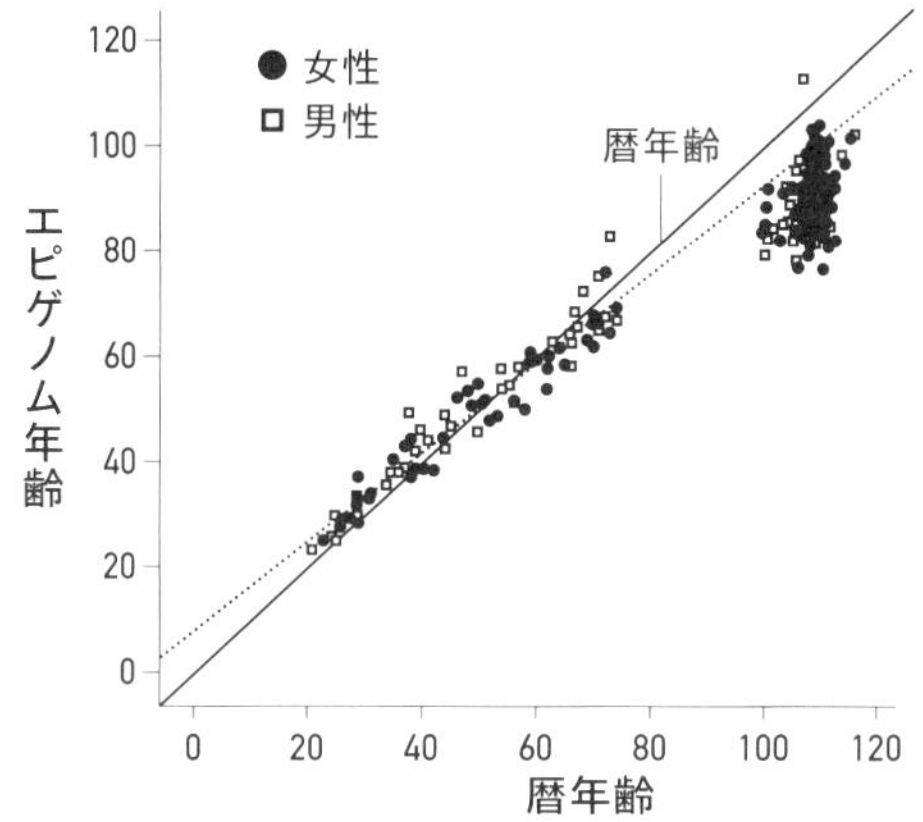

Shohei Komaki et al., The Lancet Healthy Longevity, 2023

ピゲノム変化を細胞の老化を測る基準として利用しているのです。

上の図はメチル化年齢＝エピゲノム年齢を計測し、暦年齢と比較したもの。**１００歳以上の百寿者に近づくほど、暦年齢よりメチル化年齢が若い**ことがわかります。また、糖尿病患者と糖尿病ではない人のメチル化年齢を比較した研究では、糖尿病患者のほうが早く老化することがわかっています。

これらのことからも、やはり生活習慣の乱れによって**糖化ストレス（＝アルデヒドの暴走）の負荷が高い状態になると、非生理的なエピゲノム変化を早め、病的な老化を進めてしまう**といえるでしょう。

糖化によって、肌が老化する

AGEsがたるみやシワをつくる

弾力のある肌を構成しているのは、コラーゲンです。コラーゲンは三重らせん構造のタンパク質であり、**コラーゲンそのものが糖化によって硬く変性してしまうと、弾力がなくなって肌のハリがなくなってきます**。また、P30でも解説しましたが、複数のコラーゲンをエラスチンというタンパク質が橋かけしてつなぎ、クッション役を果たしています。このエラスチンが糖化してAGEsに置き換わると、クッションが効かなくなり弾力がなくなってしまうのですが、糖化の影響が進んでいくと、やがて肌がたるんでしまいます。このように、**皮**

膚を形成するタンパク質が糖化によって弾力を失い、たるみが生まれてくると、それが戻らなくなってシワをつくる原因になるので す。さらに、AGEsは黄褐色に変色するので、**肌が黄ばんで透明感がなくなってきますし、シミの原因にもなります**。

肌の色素をつくる細胞が、メラニンという色素をつくり、それを角化細胞という皮膚の大部分を占める細胞が吸収します。その吸収したメラニンを細胞内部の核の上に被せて**「メラニンキャップ」**という防御構造が形成されるのですが、このメラニンの帽子が細胞核を紫外線の酸化ストレスから守る役割を果たしているのです。しかし、微小な粒子構造をしている**メラニンが、糖化によって凝集して大きくなってしまうと、それがシミの原因**

皮膚は糖化で硬くなる

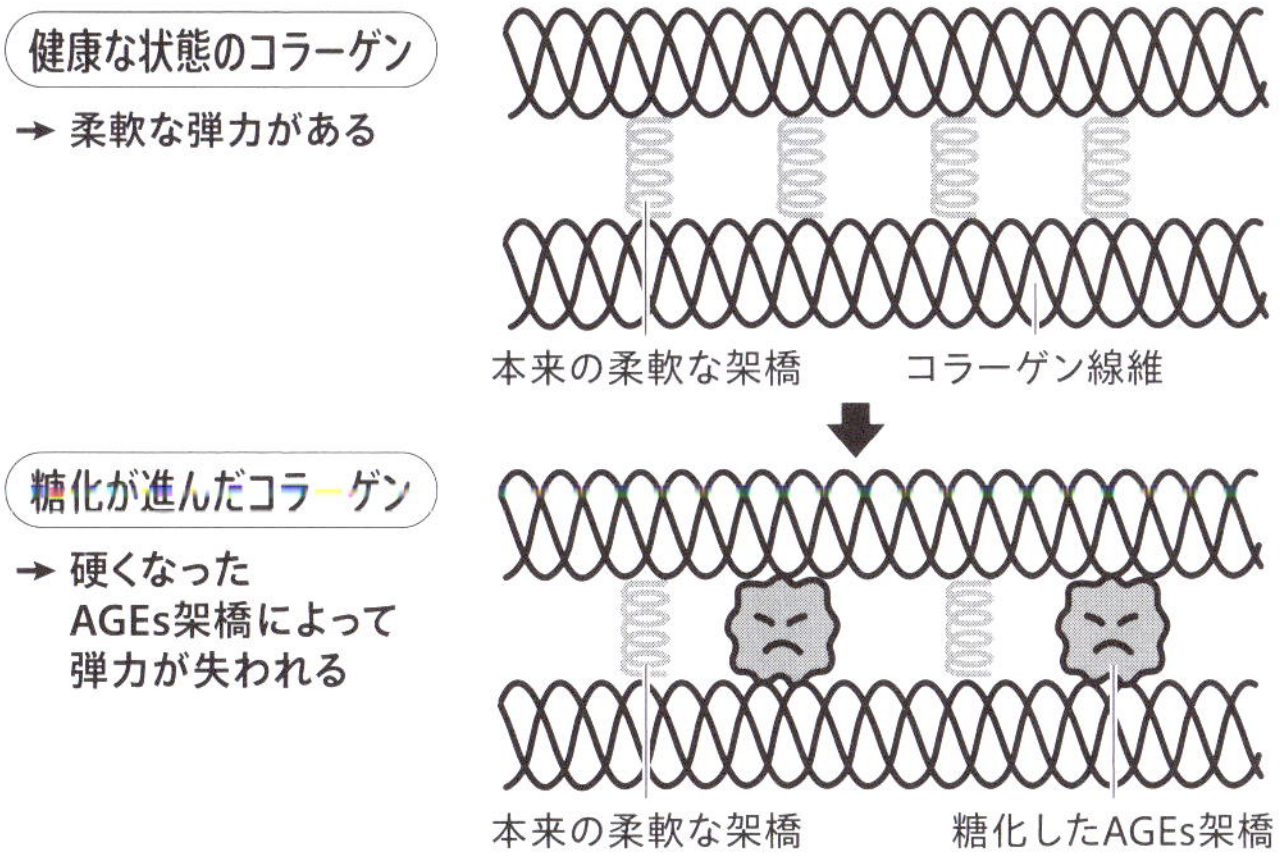

になります。メラニンキャップが糖化し、防御機能が低下すると、紫外線の酸化ストレスによって遺伝子が損傷しやすくなるため、皮膚がんの発生リスクも上がってしまうのです。

糖化ケラチンの影響で乾燥肌に

また、これもP32で軽く触れましたが、皮膚の表面を守っているのは、ケラチンというタンパク質です。ケラチンは、体の表面を覆っているタンパク質で、髪の毛や爪などもケラチンで保護されており、免疫システムの一翼を担う役割も果たしています。

しかし、このケラチンもほかのタンパク質と同じく、糖化ストレスの影響を受けるリスクがあります。ケラチンが変性して「糖化ケラチン」になると、皮膚の表面に常在する黄色ブドウ球菌などの悪玉菌が増え、逆に肌にポジティブな効果をもたらしてくれる「美肌菌」が減ってしまうのです。

悪玉菌が増えると、たるんだシワの内側や首、脇の下、足の間といった肌のポケットに**「バイオフィルム」というネバネバした薄い膜**が形成されるようになります。このバイオフィルムが保護ドームのような役割を果たす形になり、その内部で悪玉菌が増殖してしまうのです。

皮膚の糖化ストレスとバイオフィルム

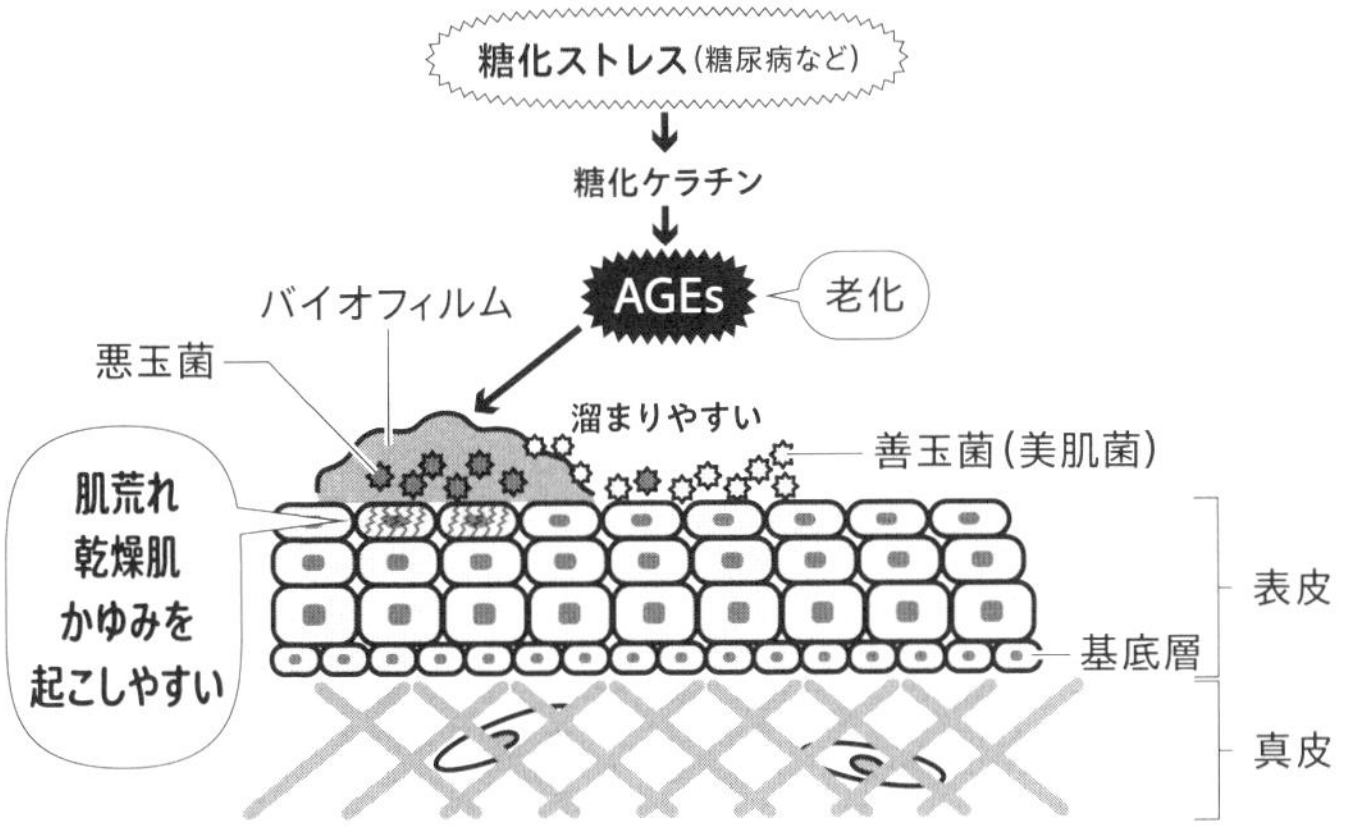

Haasbroek K, et al. Glycative Stress Research , 2020

しかも、このバイオフィルムも糖化産物なので、本来の免疫機能を果たさない偽物です。糖化ケラチンが増えていくと、**外からの侵入を阻止するブロック機能が低下する**ため、感染症などにかかりやすくなってしまいます。

また、ケラチンは、外側からの異物の侵入をブロックするだけでなく、内側からの水分の蒸発を抑える役割も果たしています。そのため、**糖化ケラチンが増えていくと、肌が乾燥しやすくなってしまいます**。

肌が乾くと異物が入ってきやすくなり、アレルギー反応を起こすリスクも上昇。そのため、乾燥肌が、アトピー性皮膚炎を生み出すきっかけになるともいわれています。そして、糖化がその原因になる可能性もあるのです。

喫煙が老化を加速させる

煙にさまざまなアルデヒドを含み、糖化ストレスが増大

喫煙は、病気や老化の予防という面で「百害あって一利なし」ということを改めて理解する必要があると思います。心的ストレスの軽減などのポジティブな効果を訴える人もいますが、それ以上に酸化と糖化というストレスがもたらす人体への影響というデメリットのほうが圧倒的に大きいのです。

2013年にアメリカのケース・ウェスタン・リザーブ大学が発表した79組の双子を比較した調査では、**喫煙している人ほど目の下のたるみや、口元のシワが多かった**という報告が

あり、喫煙者独特の老け顔のことを「スモーカーズフェイス」と呼んだりしています。

また、喫煙者と非喫煙者の皮膚のＡＧＥｓ量を調査した研究では、**喫煙者のほうがＡＧＥｓ量は多かったと**いう報告もあります。

タバコに含まれるニコチンやタール、一酸化炭素などは、すべて病的な老化を進行させる物質です。ニコチンは依存性を高め、タールはさまざまな有毒物質を発生させますし、一酸化炭素は酸化ストレスの負荷を強めます。また、**煙には有毒なホルムアルデヒドを含んでおり、体内でアルデヒドが反応して糖化が進行します**。

さらに、喫煙するたびに肺のなかに異物が流入してくるため、免疫機能が活発に働き、炎症性サイトカインなどが分泌する影響で動脈硬化の原因にもなります。

一方、喫煙は、酸化や糖化を進めてしまうため、**成長ホルモンのＤＨＥＡの生成や機能の低下を引き起こし、性ホルモンの分泌低下も招きます**。女性ホルモンであるエストロゲンが減れば、更年期障害などの原因になりますし、男性ホルモンのテストステロンが減れば、血管の収縮の影響と合わせ、ＥＤの原因にもなるのです。

ホルモンの親玉「DHEA」を維持することが長寿の秘訣

血中のDHEA濃度が高いほど長生き

免疫の解説（P100）で少しだけ触れましたが、「DHEA（デヒドロエピアンドロステロン）」という副腎皮質ホルモンがあります。DHEAは、ストレス耐性や免疫機能を助けるホルモンでもありますが、100種類以上存在するホルモンのなかで「親玉的な存在」として、抗加齢医学の分野で特に注目されています。

DHEAは、別名**「長寿ホルモン」**と呼ばれ、50種類以上のホルモンの生成に関与していますが、いずれも健康維持や病的な老化を抑制するための重要な機能を持っています。そのため、**血中のＤＨＥＡ濃度が高い人ほど、長生きする傾向にある**といわれています。

加齢によってＤＨＥＡの生成能力が低下してくるのですが、それに伴って**性ホルモンをはじめとする、さまざまなホルモンの分泌も低下してくる**ため、それらが関連する筋肉や骨、血管、内臓、皮膚などあらゆる生理機能が衰えてきます。ですから、病的な老化を遅れさせるためには、ＤＨＥＡが減らないような生活を送ることが重要です。

ＤＨＥＡを低下させる糖化ストレス

Ｐ１２５のグラフは、血中のＤＨＥＡ濃度と年齢の関係を表したもの。上のラインが男性で、下が女性のデータですが、どちらも**加齢とともにＤＨＥＡ濃度が低下している**ことを示しています。つまり、このデータから、ＤＨＥＡの量が老化と関係していると考えることもできます。

では、そもそもＤＨＥＡは、なぜ減ってしまうのでしょうか？

ＤＨＥＡが減少する原因は、病的な老化を進める原因と同じ。つまり、酸化や糖化ストレスが関係しています。

ＤＨＥＡは、副腎皮質という臓器（腎臓の上部に接する臓器）から分泌されるのですが、**ＤＨＥＡを生成する細胞に老廃物が溜まると、生成機能が低下して分泌量が減ります**。この老廃物はなにかというと、糖化によって生成されたＡＧＥｓであり、酸化した脂肪酸と結合したタンパク質が溜まったもの。つまり、アルデヒドがタンパク質と反応して生成されたものなのです。

ＤＨＥＡが減少して老化が進んでしまうのも、結局は糖と脂の過剰摂取に起因するアルデヒドの仕業だったのです。

ＤＨＥＡの低下を防ぐためには、これまでの糖化ストレス対策と同じく、食事・運動・睡眠の改善に尽きます。

特に睡眠の質を改善することが大事。副腎皮質から分泌されるホルモンは、心的ストレス

加齢に伴うDHEA-Sの推移 ※血中のDHEAは、主にDHEA-Sとして存在している。

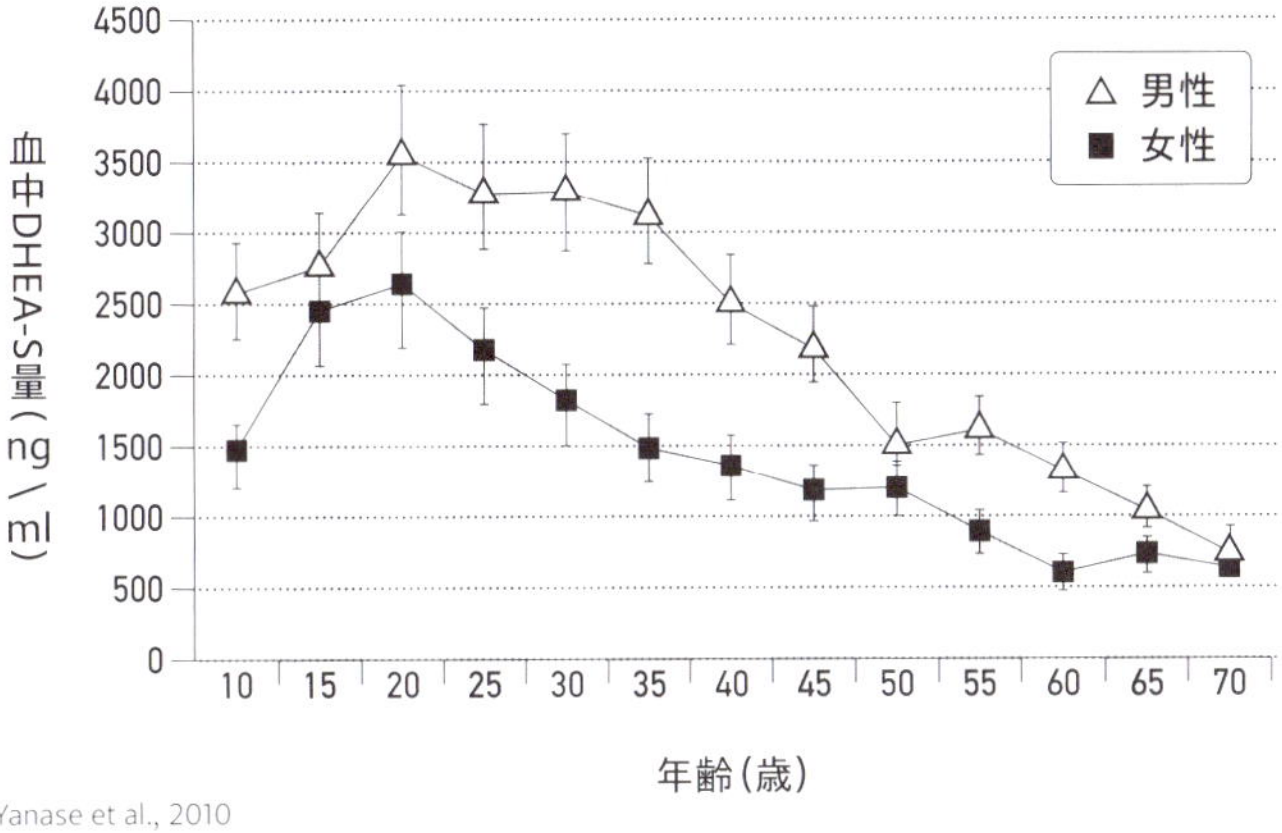

Yanase et al., 2010

と密接なつながりがあり、**過剰なストレスがかかる生活を送っていると、活性酸素が増えるなどし、DHEAの生成機能が低下してしまう**からです。

また、運動不足の人が多いと思いますが、そういう場合は特に運動や筋トレをすることを心がけましょう。運動によって糖や脂を消費できれば、アルデヒドが暴走しにくい体になりますし、運動刺激によって神経系も活性化され、ホルモンの分泌バランスが整います。

このように、糖化ストレスからDHEAを守り、ホルモンによる生理機能を正常に保ちながら、体へのダメージを減らすことが、**加齢による老化の進行を抑えることにつながる**のです。

成長ホルモンも糖化の影響を受ける

ホルモンの話でいうと、細胞分裂やタンパク質の合成を活性化させ、筋肉や骨といった人体をつくるうえで欠かせないのが、**「成長ホルモン」**です。「成長」と聞くと、若者だけに必要で中高年には無関係なホルモンに思えますが、人体はいつまでも細胞をつくりかえる新陳代謝を繰り返すので、何歳になっても成長ホルモンの活性は重要なのです。

成長ホルモンもやはり生活習慣の影響を受けるもの。食事や運動、睡眠によってその活性が左右されます。**特に新陳代謝が活発になる就寝中の分泌が重要で、睡眠不足になると、成長ホルモンの分泌が低下**します。また、糖質の摂りすぎでも成長ホルモンが減るため、DHEAのように糖化によるAGEsの蓄積の影響を受けているものと考えられます。

ちなみに、通常の成長ホルモンは直接計測することが難しいため、肝臓に作用して生成される「IGF（インスリン様成長因子）-1」という別のホルモンを基準に計測することで、成長ホルモンの状態を調べることができます。

第5章

糖と脂に要注意！「糖化」から体を守る方法

「パイレーツの法則」で一番強いヤツをやっつける!

やりたくない対策こそが有効な手段

本章では、糖化から体を守る具体的な対策を解説していきます。糖化＝アルデヒドの影響を抑えるには、生活習慣の全般的な改善が基本となります。そのため、**「食べ方」「運動法」「生活習慣」**の大きく3つに分けて紹介しています。

ただし、記載されている方法を適当に選んで実践しても効果が少なくなってしまう場合があります。病的な老化は、体の弱点から始まるため、たとえば、すでにバランスのよい食事をしているところに、さらに食事の対策をしても大きな効果は得られにくいことが考えられます。

有効な糖化ストレス対策を実践するうえで、意識してほしい考え方が**「パイレーツ（海賊）の法則」**です。海賊がある島を占領する場合、敵に10人の兵士がいたとして、そのうちの最強のふたりを倒せば、ほかの8人は戦意を喪失して、容易に占領できるという考え方。ビジネスの世界では**「2：8（パレート）の法則」**などと呼ばれ、「2割の社員が8割の利益を稼ぐ」「2割の上位商品の売上が全体の8割を占める」といった**全体の8割の結果は、ある特定の2割の要素が生み出している**という法則です。

糖化ストレス対策も効果の高い2割の方法から選んで実践すべきですが、多くの場合、やりやすくて簡単な8割の方法を選んでしまいがちです。

たとえば、運動不足の生活が明確な課題であるのに、そうした場合は大抵運動が苦手という人が多く、一番有効な手段を遠ざけてしまうのです。睡眠不足が一番の問題なのに、忙しいからといって睡眠時間を削って食事ばかりに意識を向けてしまうこともあるでしょう。**有効な対策というのは、大概自分が苦手（それが弱点）だと感じている部分にあります。**本気で改善したいなら、苦手なことこそ優先して取り組むことをおすすめします。

糖化から体を守るには「体の機能年齢」を知るべき！

体の機能こそが本当の実年齢

糖化ストレス対策を効果的に行うには、まず現在の体の状態を知ることが大切です。アンチエイジングの観点では、実年齢（暦年齢）より、実際の体の機能を基準とした「機能年齢」が重要であるとすでに述べましたが、老化度を測定するために具体的な基準を示す５つの機能年齢があります（Ｐ27）。

機能年齢は、「筋肉年齢」「血管年齢」「神経年齢」「ホルモン年齢」「骨年齢」という５つのカテゴリーに分類されており、これらは９割方、生活習慣の影響によって左右されます。

体の弱点がわかる５つの機能年齢

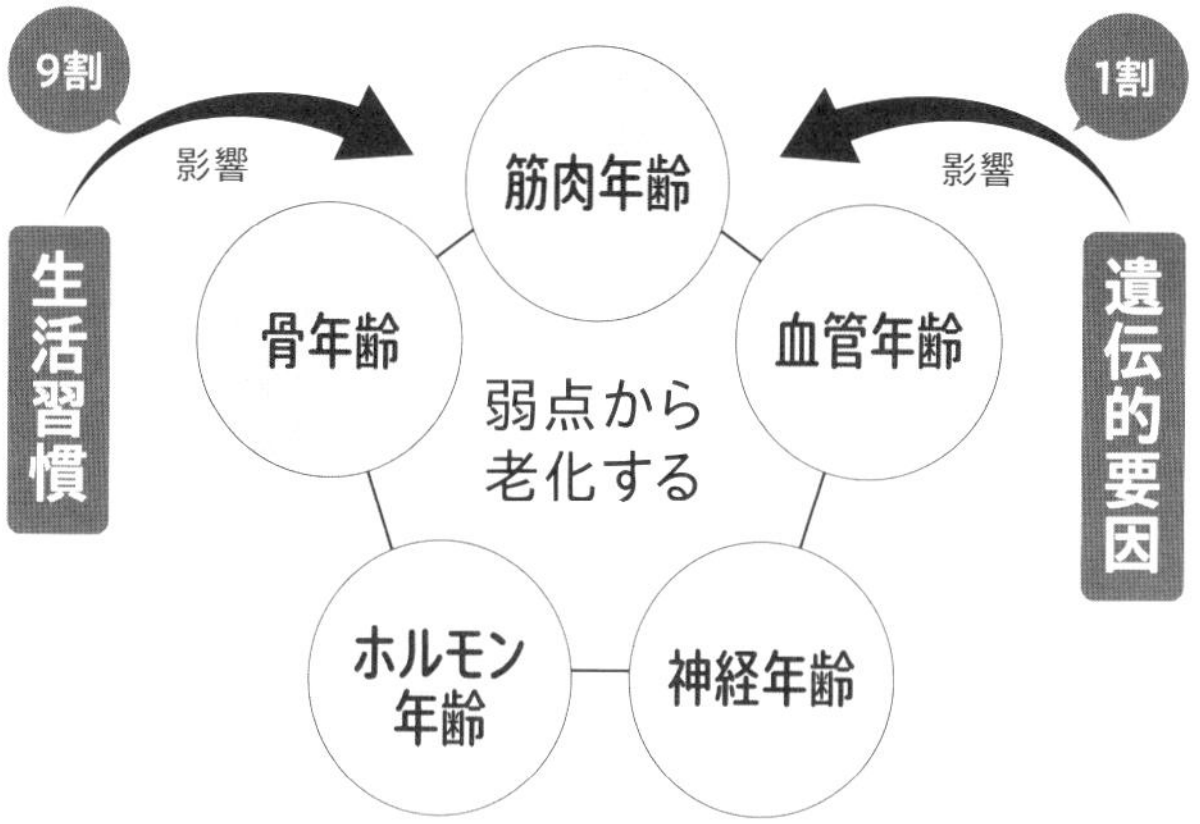

個人によって暦年齢より老化が進んでしまっている弱点が存在し、対策はその弱点を知ってから、それに対応する方法を選んで実践するとよいでしょう。

次ページから紹介している「機能年齢チェック」は、著者が監修に携わった「推定体内年齢指数判定システム」をベースにしています。これは現在、複数の介護施設や医療機関で導入されているもの。機能年齢ごとの質問に答えて、特定の計算をすることで、自身の機能年齢の推定値を算出することができます。

ほとんどの場合が実年齢より上になると思いますが、明確な弱点を知るうえで有効な手段なので、ぜひチェックしてみましょう。

弱点を探せ！ 機能年齢チェック

各STEPの質問に答えて、あなたの機能年齢をチェック。実年齢と比較すると、自分の弱点が見えてくるので、それに対して有効な対策を実践してみましょう。

START 実年齢

あなたの実年齢は？

歳 = 実年齢データ **A**

STEP.1 見かけ年齢チェック

あなたの「見かけ年齢」は？
「見かけ年齢」は、実年齢と比較して、どう見えるかを反映させたもの。下記の項目のうち、当てはまるものにチェックを入れてください。

- □ 若いとよくいわれる
- □ 体力測定で実年齢より若いといわれた
- □ 笑顔がすてきといわれる
- □ 週4日以上運動している
- □ 若い頃の体重を維持している
- □ 行動力があるとよくいわれる
- □ 好奇心が旺盛である
- □ 趣味が多い

B **C**

STEP.2　筋肉年齢チェック

筋肉年齢に関する質問の当てはまる回答欄にチェックを入れましょう。

		Yes (2点)	どちら でもない (1点)	No (0点)
1	立ち上がるとき、つい「よいしょ」と声が出る			
2	スーパーで買い物をすると荷物が重くて、持って帰るのが苦痛だと感じる			
3	3階へ行くのにも階段ではなくエレベーターやエスカレーターを使う			
4	階段を1段おきに降りるのは怖くてできない			
5	街を歩いていると若い人によく追い越される			
6	乗り物に乗ったらすぐ空席を探す			
7	歩いて15分以上の距離のところへはバスやタクシーを使う			
8	腹筋運動が男性で20回以下、女性で8回以下しかできない			
9	筋肉のコリや関節痛をよく感じる			
10	片脚で立ったままで靴下をはけない			
11	立って上体を前に倒したとき、指先が床につかない			
12	背中へ両手をまわして、手を結ぶことができない			
13	会議などで1時間以上同じ姿勢でいることが体力的につらい			
14	最近、つまずいて転びそうになったことがある			
15	最近、ビンのふたを開けられなかったことがある			

合計　　　　　　　　点　**D**

STEP.3　血管年齢のチェック

血管年齢に関する質問の当てはまる回答欄にチェックを入れましょう。

		Yes (2点)	どちらでもない (1点)	No (0点)
1	人の名前が思い出せないことがある			
2	カッとなりやすい			
3	いつも時間に追われているような気がする			
4	なんでも自分でやらないと気が済まないタイプだ			
5	責任感が強いほうだと思う			
6	無趣味なほうだと思う			
7	こってりした肉料理が好きだ			
8	スナック菓子やインスタント食品をよく食べる			
9	タバコを吸う			
10	血圧が高い			
11	血糖値が高い			
12	中性脂肪値やコレステロール値が高い			
13	階段を駆け上がると息切れすることがある			
14	胸が締めつけられるように感じることがある			
15	時々手足の先がしびれることがある			

合計　　　　　　点　E

STEP.4　神経年齢のチェック

神経年齢に関する質問の当てはまる回答欄にチェックを入れましょう。

	Yes (2点)	どちらでもない (1点)	No (0点)
1　約束を忘れたことが何回かある			
2　初対面の人に会うのが億劫になってきた			
3　身近な物をしまったまま忘れてしまうことが増えてきた			
4　本やテレビなどに感動することが少なくなってきた			
5　ちょっとしたことにイライラしたり、カッとしたりすることが多い			
6　最近タレントの名前やグループ名が覚えられなくなってきた			
7　趣味にすぐ飽きて熱中できなくなってきた			
8　失敗するといつまでもくよくよ考えるようになってきた			
9　同じことを繰り返して何度もいうようになった			
10　理由なく不安だと感じることがある			
11　自分がダメな人間だと思うことがある			
12　仕事のスピードが遅くなってきた			
13　買い物をしたとき暗算ができなくなってきた			
14　熟睡したと感じることが少なくなってきた			
15　生きがいがなく、なにかしようという意欲が低下してきた			

合計　　　　点　F

STEP.5　ホルモン年齢のチェック

ホルモン年齢に関する質問の当てはまる回答欄にチェックを入れましょう。

	Yes（2点）	どちらでもない（1点）	No（0点）
1　睡眠時間は1日3～5時間だ			
2　夜中に2、3回目が覚める			
3　毎日いびきをかく			
4　睡眠時無呼吸症候群がある			
5　食事はよく噛まないで食べる			
6　ラーメン&ライスをよく食べる			
7　運動は嫌いだ			
8　気分が落ち込むことが多い			
9　旅行は嫌いだ			
10　肉や魚は嫌いだ			
11　力仕事は苦手だ			
12　毎年体重が減るのが気になる			
13　肌荒れや乾燥肌がある			
14　便が細めだ			
15　疲れやすい			

合計　　　　　　点　G

STEP.6 骨年齢のチェック

骨年齢に関する質問の当てはまる回答欄にチェックを入れましょう。

	Yes (2点)	どちらでもない (1点)	No (0点)
1 体つきは小柄で華奢なほうだ			
2 (女性のみ回答。男性はNoにチェック) 月経が不順で時々とぶことがある			
3 急激なダイエットをしたことがある			
4 牛乳やチーズが苦手であまり食べない			
5 魚料理よりも肉料理のほうが好き			
6 タバコを吸う			
7 よくアルコールを飲む			
8 1日に2杯以上コーヒーを飲む			
9 運動はほとんどしない			
10 日中、外へ出る機会があまりない			
11 糖尿病にかかっている			
12 胃の切除手術をしたことがある			
13 (女性のみ回答。男性は Noにチェック) 卵巣の摘出手術をしたことがある			
14 (女性のみ回答。男性はNoにチェック) 閉経した			
15 骨粗しょう症になった家族がいる			

合計 ＿＿＿＿＿＿ 点 H

機能年齢チェックの採点方法

各機能年齢の項目をチェックしたら、その結果を踏まえて採点しましょう。5つの機能年齢の採点結果を、特別計算で調整すると自分の機能年齢が判明します。

START 実年齢

記入された数値を
「実年齢データ A 」とします。

STEP.1 見かけ年齢チェック

① 8項目のうちチェックした数をカウント。

② チェックされた数が、0〜1個 =0歳、2〜3個=2歳、4個以上=5歳とカウント。→ B

③ **実年齢データ A** から B を引く=見かけ年齢データ。→ C

④「週4日以上運動している」のところにチェックが入っていたら、**特別計算①**（P141）で加算・減算をします。

STEP.2　筋肉年齢の採点

① 15項目のうち、YES=2点、どちらでもない=1点、NO=0点でカウント。

② 点数の合計を**筋肉年齢データ** **D** とします。

STEP.3　血管年齢の採点

① 15項目のうち、YES=2点、どちらでもない=1点、NO =0点でカウント。

② 点数の合計を**血管年齢データ** **E** とします。

③ 設問10（血圧が高い）の回答がYESであれば、**特別計算②**（P141）で加算・減算をします。

STEP.4　神経年齢の採点

① 15項目のうち、YES=2点、どちらでもない=1点、NO=0点でカウント。

② 点数の合計を**神経年齢データ** **F** とします。

STEP.5　ホルモン年齢の採点

① 15項目のうち、YES =2点、どちらでもない=1点、NO=0点でカウント。

② 点数の合計を**ホルモン年齢データ G** とします。

③ 設問1（睡眠時間）の回答が YES であれば、**特別計算③**（P141）で加算・減算をします。

④ 設問4（睡眠時無呼吸症候群）の回答が YES であれば、**特別計算④**（P141）で加算・減算をします。

STEP.6　骨年齢の採点

① 15項目のうち、YES=2点、どちらでもない=1点、NO=0点でカウント。

②点数の合計を**骨年齢データ H** とします。

③設問11（糖尿病）の回答が YES であれば、**特別計算⑤**（P141）で加算・減算をします。

④設問13（卵巣の摘出手術）の回答が YES であれば、**特別計算⑥**（P141）で加算・減算をします。

STEP.7　特別計算で調整

特別計算①（週4日以上運動している）が YES の場合

筋肉年齢 D −3歳（3歳若くする）
血管年齢 E −1歳（1歳若くする）
神経年齢 F −2歳（2歳若くする）
ホルモン年齢 G −1歳（1歳若くする）
骨年齢 H −2歳（2歳若くする）

特別計算②（血圧が高い）が YES の場合

神経年齢 F +1歳（1歳老けさせる）

特別計算③（睡眠時間）が YES の場合

血管年齢 E +2歳（2歳老けさせる）
神経年齢 F +1歳（1歳老けさせる）

特別計算④（睡眠時無呼吸症候群）が YES の場合

血管年齢 E +1歳（1歳老けさせる）
神経年齢 F +2歳（2歳老けさせる）

特別計算⑤（糖尿病）が YES の場合

血管年齢 E +3歳（3歳老けさせる）
神経年齢 F +1歳（1歳老けさせる）

特別計算⑥（卵巣の摘出手術）が YES の場合

ホルモン年齢 G +2歳（2歳老けさせる）

STEP.8 機能年齢の計算方法

最後に各機能年齢データに見かけ年齢をプラスして補正します。

筋肉年齢＿＿＿歳 ＝ 筋肉年齢データ D ＋見かけ年齢 C

血管年齢＿＿＿歳 ＝ 血管年齢データ E ＋見かけ年齢 C

神経年齢＿＿＿歳 ＝ 神経年齢データ F ＋見かけ年齢 C

ホルモン年齢＿＿＿歳 ＝ ホルモン年齢データ G ＋見かけ年齢 C

骨年齢＿＿＿歳 ＝ 骨年齢データ H ＋見かけ年齢 C

GOAL　あなたの機能年齢は?

まずは実年齢での五角形を薄い線で描きましょう。さらに、機能年齢チェックの結果での五角形を濃い線で追記します。

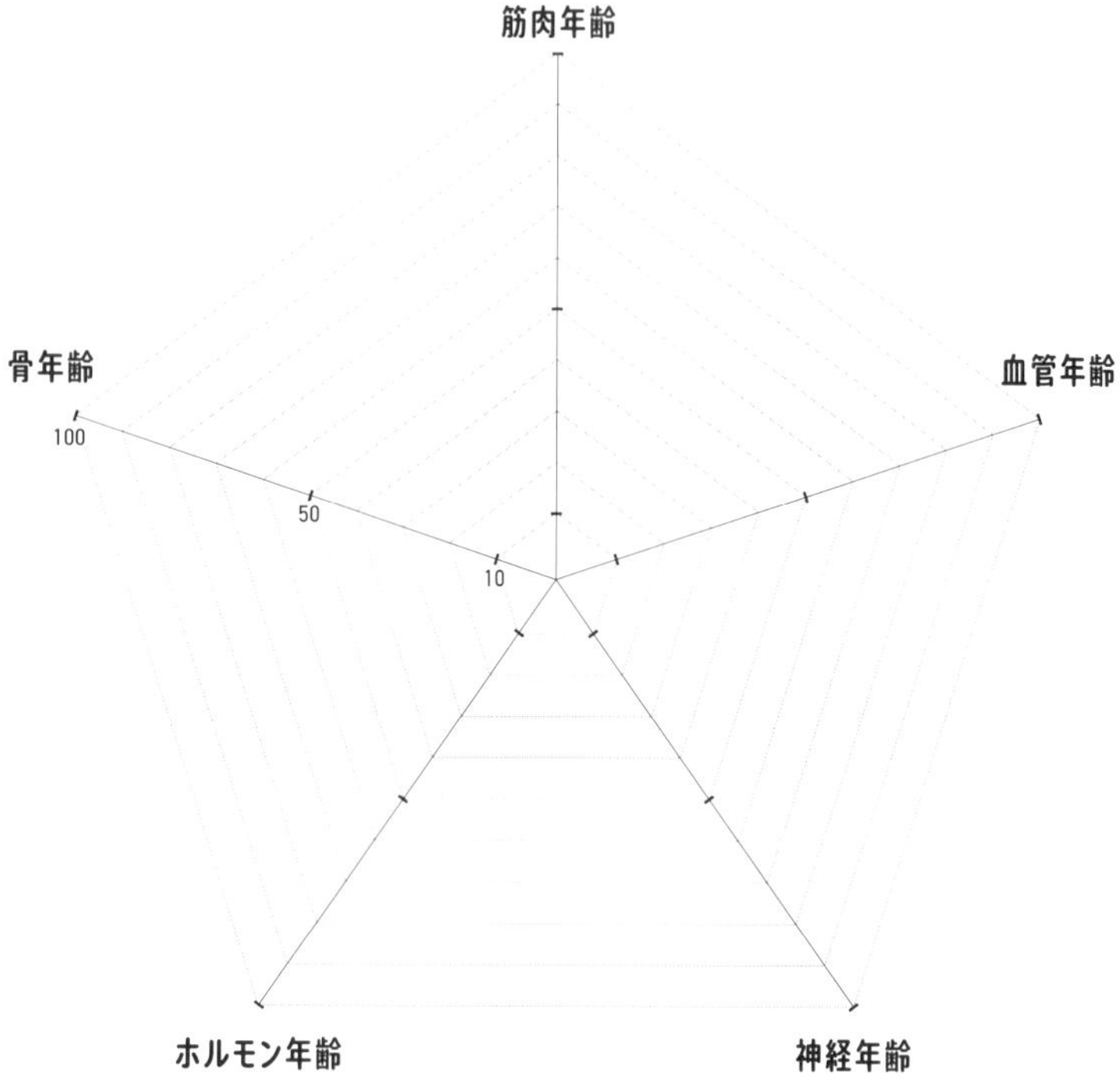

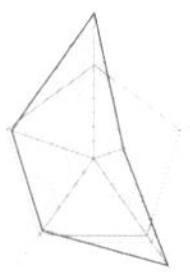

実年齢より内側にあるほど若い

実年齢と比較して機能年齢の線が内側にあるほど若く、外側にある機能年齢が、あなたの弱点です。この結果を参考に有効な対策を実践しましょう。

機能年齢別
弱点解説とその対策

筋肉年齢が弱点の場合

筋肉年齢が弱点の場合、長年にわたる運動不足の影響で筋肉量が減っている状態が考えられます。なにもしなければ、筋肉は年に1％ずつ減少するといわれていますから、筋肉量を維持するためにも筋トレなどの運動習慣をつけることが大事です。また、筋肉の材料となるタンパク質をしっかり摂ることも心がけましょう。著者推奨量は1日に男性75g、女性70gが目安ですが、食事で摂るのが難しい場合は、サプリメントの利用もおすすめです。

血管年齢が弱点の場合

血管年齢が弱点の場合、酸化や糖化をしない生活を心がけ、血管へのダメージを避けるようにしましょう。そして、動脈硬化の4大危険因子とされる「糖尿病」「高血圧」「脂質異常症」「喫煙」に注意すること。タバコを吸っている人は、煙の酸化ダメージが大きいので、これを機にキッパリと禁煙をすることです。それを前提として糖質や脂質の摂りすぎ、運動不足などの生活習慣の改善に取り組むのがよいでしょう。

神経年齢が弱点の場合

神経年齢が弱点の場合、神経細胞が減少して機能低下が進まないように、日常的に神経機能を刺激することが大切です。神経系を刺激するのに有効なのが、全身を使う運動と、細かい手作業を合わせて実施することです。全身運動は、ウォーキングや水泳などがおすすめ。手作業は文字を書く、ゲームをするなどなんでもOK。達成したら、日帰り温泉に行くなど、健康的なご褒美を設定するのも脳への刺激になります。

ホルモン年齢が弱点の場合

ホルモン年齢が弱点の場合、成長ホルモンやDHEAといった若返りホルモンの分泌を活性化する生活を心がけましょう。これらのホルモンの分泌をよくするには、食事・運動・睡眠の基本3本柱の改善が有効ですが、特に睡眠の質の改善に取り組みましょう。快眠をうながすには、メラトニンという睡眠に関連するホルモンの分泌が重要で、朝日を浴びたり、ウォーキングなどの運動をしたりすると効果があります。

骨年齢が弱点の場合

骨年齢が弱点の場合、骨の材料となる栄養素をたくさん摂ることが大事。骨が脆くなる原因は、やはりタンパク質不足。著者推奨量の1日に男性75g、女性70gを目安に摂りましょう。また、カルシウムやマグネシウム、鉄、亜鉛、マンガンといったミネラルを食事から摂るように意識すること。さらに、骨に物理的な刺激が加えられないと強くならないので、ウォーキングやジョギング、テニスといった運動で体を動かしましょう。

糖化から体を守る「食べ方」

人間は外から食べ物を取り込んで、それをエネルギーにしたり、体をつくる材料にしたりします。つまり、食事は私たちにとって、健康的に生きていくための基礎となるもの。糖と脂が過剰になる食生活は、当然糖化のリスクを高めます。日常生活において、できるだけ糖化しない食べ方を心がけましょう。

【糖化しない食べ方】

ドベネックの桶

「ドベネックの桶」とは、植物の成長を桶のなかの水にたとえたもの。桶の1枚ごとの板は摂取した必須栄養素の量、桶のなかの水が植物の成長度を表しています。多く摂った栄養素の板の高さは高くなる一方、不足した栄養素は低くなります。この場合、**水は低い板の場所から漏れ出すことになるので、植物の成長は、必須栄養素のうち最小のものに依存する**ということを表しています。

このことは、人間にも当てはまります。栄養素のいずれかを十分に摂ったとしても、不足なくバランスが保たれていなければ、健康が損なわれてしまうのです。

現在の生活ではタンパク質やビタミン、ミネラルがどうしても不足がちですが、そういう場合は**サプリメントで補って**

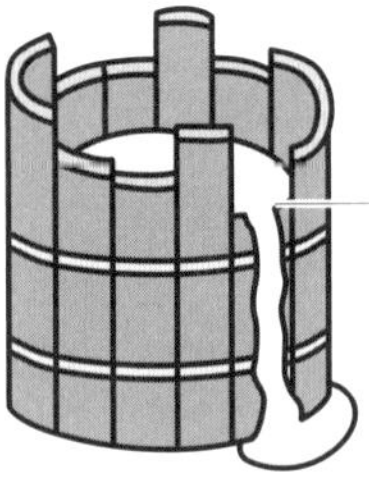
一番低いところからあふれ出てしまう
一番足りない栄養素で成長が決まってしまう

もよいと思います。不足して健康が崩れてしまうよりは、バランスを優先させたほうが効率的です。

【糖化しない食べ方】
間違った食事法に要注意

1日1回食事法はAGEsが溜まりやすい！

1日に夕食を1回摂るだけという食事回数を減らしたダイエット法がメディアなどで話題になることがあります。たしかに摂取カロリーが大幅に減少するため、ダイエット効果はあると思います。しかし、糖化から体を守るという観点では、この食事法はかなりリスクが高くなります。

長時間の空腹状態によって、消化器系は乾いた砂漠のような状態になります。そこへ大量の水をやると、あっという間に吸収されると思いますが、これは食事の消化吸収にもいえること。**飢餓状態からようやく入ってきた栄養素は、瞬く間に吸収され、血糖値が急上昇して「血糖スパイク」を起こします**。さらに、血糖スパイクは「アルデヒドスパーク」を誘発し、アルデヒドが暴走して糖化反応が連鎖的に起こり、AGEsがたくさん生成されることになります。これを日常的に続けていくと、**食事のたびにAGEsが溜まっていく**ため、病的な老化を進めることになってしまうのです。

一気飲み&早食いはNG!

一気飲みや早食いも同様で、急激に大量の食品や飲み物を体内に入れると、血糖スパイク&アルデヒドスパークを起こしやすくなります。糖化を進めることになりますし、カロリー吸収も必要以上に上がって肥満なども招きます。

基本的に**食事はゆっくり摂ったほうが、血糖値が急上昇することはないので、アルデヒドの暴走も抑えられ、糖化ストレス対策としては有効**です。

大量のカプサイシンを幼児に与えると脳腸相関が壊れる

とうがらしなどの辛いものに含まれる成分がカプサイシンです。このカプサイシンを幼児に大量に与えると神経細胞の発達によくない影響があることがわかっています。

食事には「甘味・うま味・酸味・苦味・塩味」という5つの味覚があります。しかし、このカプサイシンの「辛味」というのは、味覚ではなく、痛みのセンサーである痛覚が反応するものなのです。つまり、カプサイシンが痛みの受容体を刺激して「痛い」と感じるだけ。そして、カプサイシンを大量に投与すると、痛みの受容体が壊れてしまい、一緒に神経も破壊されてしまいます。

脳と腸は、血液や迷走神経を通じて情報を伝え合う「脳腸相関」というシステムが働いていますが、**幼児にカプサイシンを大量に与えると、迷走神経が壊れ、腸からの情報が十分に伝えられなくなります**。すると、脳神経の発達が遅れるなどの影響が出てきます。

その影響により、脳神経を守るグリア細胞が減少してしまうのですが、それが認知症の原因となる変性タンパク質の除去機能を低下させるなど、将来的に糖化によって進行する症状を助長してしまうことになります。

情報を伝え合う腸と脳

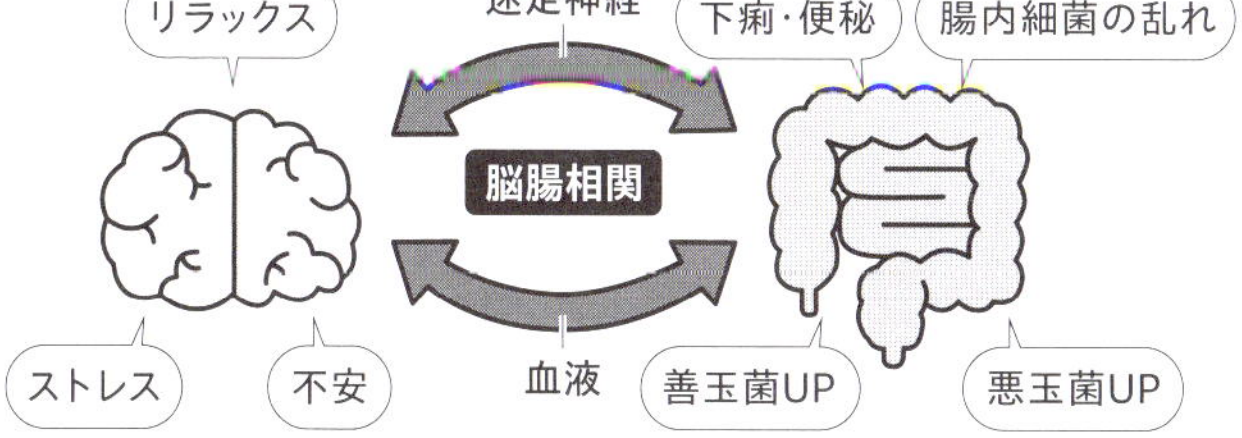

【糖化しない食べ方】
PFCバランスを「2：2：6」にする

タンパク質を意識する

食事の栄養バランスを改善する場合、基本となるのが、**タンパク質（P）、脂質（F）、炭水化物（C）**の3大栄養素の摂取バランスです。

このPFCの1日における摂取カロリーの割合を、タンパク質2割、脂質2割、炭水化物6割に調整することを目指します。

忙しい生活を送っていると、コンビニ食や外食で短時間に済ませるような食生活になってしまいがちで、そうすると炭水化物が7～8割になったり、脂質が3～4割になったり、糖質と脂質が多く、タンパク質が少ない傾向

PFCバランスは「2：2：6」

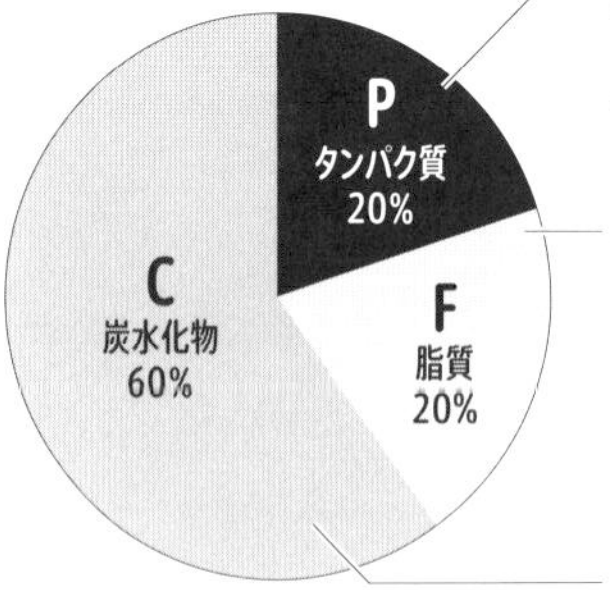

著者の推奨は男性75g、女性70gだが、あくまで目安。1日に摂取する2000kcalの15～20%になるよう調整。

現在の食生活を確認し、脂質が30～35%だと多すぎ。まずは減らす意識を持つことが大切。

炭水化物は6割に。食物繊維も食べておかないと善玉菌を抑制してしまう。パン食よりごはん食を推奨。

に陥りがちです。このような食生活だと、アルデヒドが暴走し、ＡＧＥｓを増やすことにつながってしまいます。

理想はあれど、意識づけして今より改善できればよい

そのため、まずは**脂質、そして炭水化物のなかでも糖質とアルコールを減らし、タンパク質をたくさん摂る**ことを意識しましょう。アルデヒドはアミノ酸と結合しやすい性質を持っているので、タンパク質をたくさん摂っていると、アルデヒドの暴走を抑え、糖化しにくい状態を保つことができます。著者が考える**タンパク質の推奨摂取量は1日に男性75g、女性70g**です。しかし、牛肉100g中に含まれるタンパク質は10〜20％で、推奨量を摂るためには700gも食べないといけない場合もあります。ですから、お肉以外にも卵や納豆、乳製品などを積極的に食べて、いろいろな食品から摂れるように意識することが大事。間食する場合はスナック菓子などではなく、**タンパク質が豊富なさきいかやナッツ類に切り替える**だけでもだいぶ違います。このような目安はありますが、現状より改善できればよいと気楽に考えましょう。また、主食による炭水化物の摂り方も、ごはん食とパン食のどちらかを選ぶなら、**タンパク質を含み腸内細菌との相性もよいごはん食を選ぶ**ことをおすすめします。

炭水化物のカロリー計算は「糖質＋食物繊維＋アルコール」

「糖質オフ」といった表示があるお酒は、まったくカロリーがないように思えますが、実際にはアルコールそのものにもカロリーが含まれており、アルコール１gにつき約７kcal、普通のビール（アルコール５％含有、普通缶３５０ml）の場合は約１４０kcalも含まれています。つまりビール１缶のカロリーは、ごはん１膳分に相当するのです。

アルコールでもっと厄介なのは、血糖値への影響です。アルコールは、数時間かけて肝臓で代謝されてアセトアルデヒドや酢酸になります。これらが最終的に分解されてエネルギーを生み、糖質（グリコーゲン）として蓄

干しいもとポテトチップスの栄養成分の比較

	タンパク質	脂質	炭水化物	糖質	食物繊維	塩分
干しいも 総重量 100g 総エネルギー 303kcal	3.1g	0.6g	71.9g	66g	5.9g	0.05g
	12.4 kcal	5.4 kcal	287.6 kcal	264 kcal	**21.2** kcal	0.0 kcal
ポテトチップス 総重量 100g 総エネルギー 560kcal	5.2g	36.0g	53.8g	**53.8**g	—	0.8g
	20.8 kcal	324.0 kcal	215.2 kcal	**215.2** kcal	—	0.0 kcal

太字は計算値、炭水化物、タンパク質は1gあたり4kcal、脂質は1gあたり9kcalとして計算。

積されたり、グルコースとして活用されたりします。つまり、**飲酒によって血糖値が上がるのは次の日になる**のです。

また、炭水化物のなかには、大切な食物繊維が含まれています。食物繊維の推奨摂取量は1日あたり約20gですが、大人で10g、子どもで15g不足しているといわれています。

食物繊維は腸内細菌の善玉菌による発酵によって酢酸や酪酸、アミノ酸が合成されますが、特に「干しいも」に含まれる食物繊維は利用効率が高く、熱量は1gあたり約3・6kcalです。

このほか野菜、フルーツ、いも類、豆類、海藻類、全粒穀物（玄米、加工玄米、全粒小麦）には良質な食物繊維が含まれており、かつ良質な糖質が含まれています。

朝、昼、晩の食事で、**毎回7gの食物繊維の摂取を目指す**と、満腹感を得やすく、健康増進や糖尿病、肥満の予防には最適です。肥満、メタボ、高血糖、脂質異常症の食事療法としてもおすすめです。

PFCバランスとして推奨される炭水化物6割というのは糖質、アルコール、食物繊維の合計です。1日の摂取カロリーを2000kcalとすると、6割は1200kcal。そのうち100kcalカロリーは、食物繊維（約20g）として摂取するよう心がけましょう。

体内時計のズレを正す食事法

前述したように、地球の1日の周期24時間と、体内時計の25時間というズレを正すことが、効果的な食生活の改善につながります（P66）。時計遺伝子という体内時計のリズムをつくる遺伝子がありますが、その働きに合わせて生活することで、余計なカロリー摂取が抑えられ、糖や脂の代謝が上がり、ホルモン分泌のバランスが整います。

この体内時計のズレを正す方法のひとつが**朝食をしっかり摂ること**。朝食の効果が時計遺伝子によるタンパク質の生成を活性化させます。

朝食のセカンドミール効果

朝食は、おかずの数を増やしてタンパク質をしっかり摂ることも重要で、それにより昼食後の血糖値の上昇を抑えるこ

食事時間をコントロールする

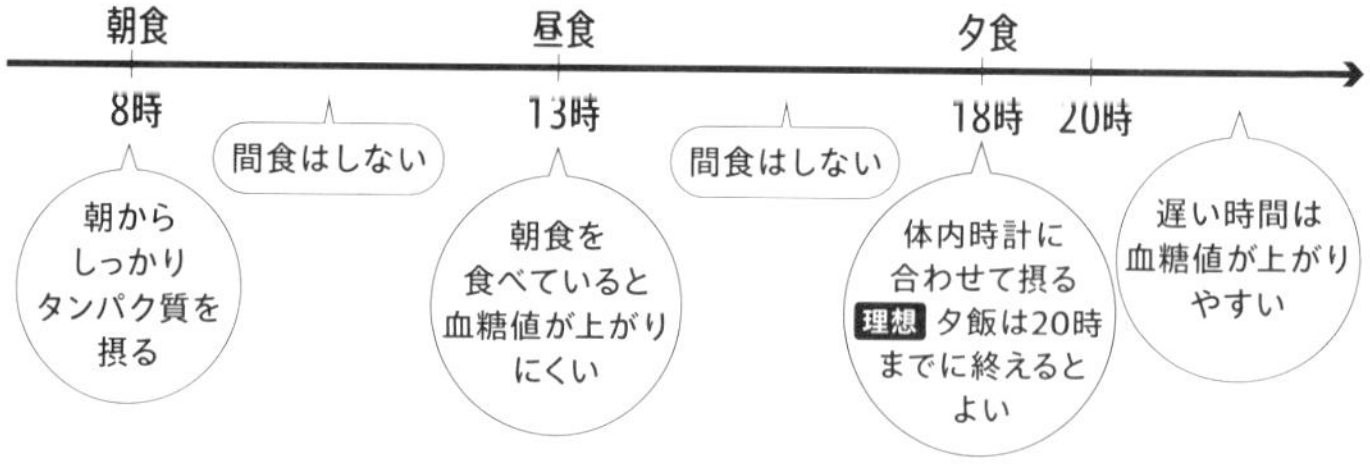

とができます。**ファーストミール（1番目の食事）が、セカンドミール（2番目の食事）の血糖値に影響する**という理論を「セカンドミール効果」といいます。朝食に牛丼を食べると、昼食後の血糖値の上昇が抑えられたという著者による実験データもあり、やはり重要なのはタンパク質であることがわかっています。

胃を空っぽにして3食食べる

血糖スパイクを避けるという観点から、1回の食事量を抑えて回数を増やす食事法も流行したことがあります。しかし、これは成長ホルモンの分泌に悪影響を及ぼす恐れがあります。胃を空っぽにした状態から食事をすると、グレリンというホルモンが分泌し、それが脳下《のうか》垂体《すいたい》という部位を刺激し、成長ホルモンが分泌されます。

また、夕食の時間が遅くなると、血糖値が上がりやすくなるため、できれば18〜20時には済ませるようにしたいところ。さらに、胃の排出時間や、消化に要する時間なども考慮し、食事の間隔は5時間空けることを推奨しています。つまり、起床して**8時に朝食を摂ったら、13時に昼食、18時に夕食**というサイクルが理想です。食事時間をコントロールすることで、体内時計や成長ホルモン、血糖値上昇の抑制によい効果を与えられるのです。

ベジファーストも有効な食べ方

血糖値の上昇を抑える食べ方としては、**野菜やフルーツを先に食べる「ベジファースト」も効果的**です。食物繊維が豊富な野菜を先に食べれば、食後高血糖を抑えることができます。さらに**ドレッシングをかけて食べる**と、抑制効果を高めます。ドレッシングは油ですが、PFCバランスの脂質2割の範囲に抑えられれば、過剰に避ける必要はありません。野菜→肉・魚→ごはんという順番が理想ですが、野菜さえ先に食べればOKです。

【糖化しない食べ方】
食後高血糖を抑える食品の目安「GI値」と「GL値」

食品のなかでも、食べたらすぐ血糖値が上がるものと、ゆっくり上がるものがあります。それを数値化したものが**「GI値（グリセミック指数）」**です。血糖値が上がりやすいブドウ糖を100とした場合に、それに対し、炭水化物を50g摂取したときの血糖値の上昇度を相対値で表したもの。55以下が低GI、56〜69が中GI、70以上が高GIの食品となり、**食後高血糖を抑えるには、できるだけ低GI食品を選んで食べる**ことが有効とされています。

GI値で見る食品の分類

高GI食品

主食系	米飯、パン、十六穀米飯、赤飯、もち
野菜	じゃがいも、さつまいも、さといも、長いも（加熱）
フルーツ	―
お菓子・デザート	ようかん、せんべい、カステラ、ハードビスケット
その他	エビドリア、すき焼き丼

中GI食品

主食系	玄米、コーンフレークと牛乳、麦ごはん
野菜	―
フルーツ	巨峰、パイナップル、柿
お菓子・デザート	栗まんじゅう、白玉
その他	サイダー、カレーライス、寿司めし

低GI食品

主食系	うどん、パスタ、そば、ビーフン
野菜	長いも（生、とろろ）
フルーツ	バナナ、みかん、すいか、メロン、いちご、りんご
お菓子・デザート	おしるこ、ポテトチップス、ミルクチョコレート、バターケーキ
その他	野菜飲料

※第1回～第10回日本Glycemic Index研究会の発表から抽出。同研究会の基準により分類。

ただし、炭水化物（糖質）50gを摂取したときの数値になるので、にんじんのように炭水化物の含有量が少ない食品は、現実的ではない数値になることも。それに対応してハーバード大学の研究チームが考案したのが**「GL値（グリセミック負荷）」**です。GL値は、GI値にその食品の炭水化物の含有量をかけ、100で割った数値です。にんじんのGI値は80だったのに対し、GL値は2となり、より現実的な数値になっています。日本ではGI値のほうがポピュラーですが、タンパク質や脂質と一緒に摂るなど、食べ方によっても血糖値の上がり方は変わります（基本的に遅くなる）。食事改善の参考程度に考えておきましょう。

【糖化しない食べ方】水を一杯飲む習慣を持つ！

アントシアニンという物質を含むドリンクの効果を調べていて、2週間飲み続けたところ、遺伝子の働きに変化があり、血管が開く、血圧が下がるといった効果が判明。ところが、比較対象として水を飲むグループも調べていたのですが、そちらにも遺伝子の働きに変化が表れ、**水一杯を飲む習慣だけでも遺伝子の働きによい影響を与える**ことがわかったのです。

【糖化しない食べ方】
動物性脂肪依存症は運動が嫌いになる

前述したように、肉類などの高脂肪食メインの食生活を送っていると、動物性脂肪依存症になるリスクが高まります（P106）。脳内の報酬系や脂肪細胞の作用によって、もっと脂肪を食べたくなるほか、運動しないように命令を下し、**より多くの脂肪を溜めやすい状況を生み出します**。このことからも、脂質は2割に抑えることが重要だとわかります。

【糖化しない食べ方】
腸内の善玉菌を育てることがAGEs生成を抑制

善玉菌を増やす食べ方

腸内の善玉菌には、AGEsの生成を抑制する効果があり、善玉菌を増やす食生活も推奨しています。善玉菌にもいろいろな種類があり、それぞれ好みがあると思います。そのため、さまざまな野菜、フルーツ、きのこ、海藻などを食べるとよいでしょう。また、ヨーグルトも一種に偏らずにいろいろ食べるのがおすすめです。

腸内細菌の情報が脳に伝わる

細胞膜を構成するミクロの粒（小胞）があり、そこからさまざまな物質が分泌されるのですが、これらを総称して**「細胞外小胞（＝EV：Extracellular Vesicles）」**といいます。EVには、RNA（DNAの情報を元にタンパク質を合成）やマイクロベシクル、エクソソームといった顆粒状の物質が含まれており、**腸内細菌はこのEVを通じて、情報交換をしている**ということが明らかになっています。

また、EVは腸の粘膜組織である腸上皮細胞から血流にのって脳にまで達することがわかっており、腸内細菌由来の情報が脳に伝えられると考えられています。

つまり、腸と脳が情報を双方向で伝え合う「脳腸相関」には、迷走神経でのやり取り、血流にのって伝えられる短鎖脂肪酸、そして、EVによる脳への情報（RNAや成長因子）という3つの情報伝達手段が使われているのです。

まだ、研究段階ですが、アルツハイマー型認知症の原因とされるアミロイドβを貪食する**ミクログリアに善玉菌由来のエクソソームを与えると、貪食機能を助ける可能性があります。**もしかしたら、認知症の治療にも腸内環境の改善が効果を発揮するかもしれません。

EVが腸内細菌の情報を脳に伝え、アミロイドβの貪食を助けている可能性がある

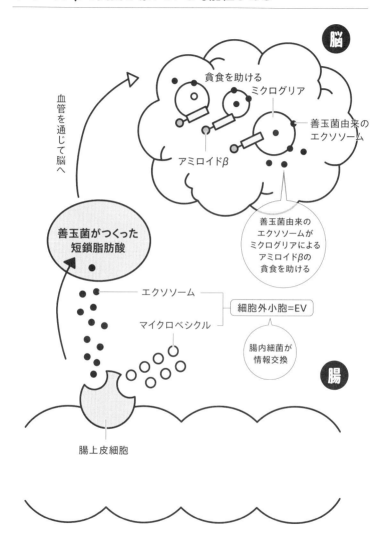

【糖化しない食べ方】
玄米食＝Γ《ガンマ》-オリザノールが動物性脂肪依存症を解消

糖化予防の観点では、主食として選ぶなら小麦より白米、白米より玄米をおすすめしています。玄米には善玉菌を育てる食物繊維のほか、ビタミンやミネラルも豊富。また、LPS（リポポリサッカライド）という物質も含まれており、腸管免疫を刺激し、免疫向上、アレルギー抑制などの効果も。さらに、AGEsの生成を抑制するほか、玄米に含まれる**「Γ-オリザノール」という物質によって、動物性脂肪依存症を解消する効果もあります**。

ただし、玄米を食べたことがないと、よく噛まずに飲み込んで消化不良を起こすことが多いので、最初は白米に1～2割混ぜ込んで慣らしていき、徐々に量を増やすとよいでしょう。

【糖化しない食べ方】
AGEsを減らす食品＆飲み物を摂る

基本的にはPFCバランスを「2：2：6」に整えることが、AGEsを減らすことにつながるのですが、これまで数多く研究されたなかで、**AGEsを減らす食材**というものもわかってきています。そうした食品を選んで食べるというアプローチも糖化ストレス対策としては有効です。

ヨーグルトの上の液体も飲んだほうがいい

ビフィズス菌は、酢酸と乳酸を生成する、人間にとって最大の味方となる善玉の腸内細菌です。これを摂取するときに、よく食べられているのがヨーグルト。腸内環境を整えることは、糖化ストレスを軽減することにつながるので、ぜひ食べておきたい食品ですが、AGEsを減らす効果もあることがわかっています。さらに、ヨーグルトのまわりに透明な液体が浮かんでいると思いますが、あの液体は**「ヨーグルトホエイ（乳清）」といって、AGEsを減らす成分が豊富に含まれている**ことが判明。その研究結果がわかって以来、著者もあの液体を残さず飲み干すようにしています。

塩分を摂るなら塩よりみそ&しょうゆ

みそやしょうゆに含まれる茶色の成分は、「メラノイジン」という食品AGEsです。メラノイジンには、抗酸化作用や、AGEsの生成を抑制する効果があり、腸内細菌の善玉菌を増やす作用もあります。

また、メラノイジンには、**体内に塩分が入ったときに血圧を上げる作用を調整する働き**があり、同じ塩分を摂るなら、塩で摂るよりみそやしょうゆで摂ったほうが、血圧が上がりにくいということがあります。

糖化を抑えるドリンク

下記の表に、AGEsを減らす効果のあるお茶や健康茶を記載しています。

緑茶は基本的に抗酸化作用がありますが、なかにはAGEs抑制作用がある緑茶カテキンを含むものもあります。なかでも**一番茶や**

糖化を抑える食品

	お茶系		野菜・ハーブ系		発酵食品系		フルーツ系
1	玄米茶	1	モロヘイヤ	1	豆みそ	1	ライム
2	緑茶	2	新しょうが	2	赤ワイン	2	かりん
3	甜茶	3	ヤーコン	3	ゴーダチーズ	3	マンゴスチン
4	クロモジ茶	4	ローズマリー	4	濃口しょうゆ	4	パッションフルーツ
5	どくだみ茶	5	ヨモギ粉	5	たまりしょうゆ	5	りんご
6	ジャスミン茶	6	蓼(たで)	6	チェダーチーズ	6	いちご
7	ハマ茶	7	ほじそ	7	米みそ	7	ブルーベリー
8	プーアール茶	8	サニーレタス	8	黒酢	8	さくらんぼ
9	ウーロン茶	9	食用菊(花弁)	9	黒豆納豆	9	バナナ
10	ほうじ茶	10	ふきのとう(つぼみ)	10	米酢	10	イチジク

Ishioka Y et al., Glycative Stress Research, 2015 / Parengkuan L et al., Anti-Aging Medicine, 2013
Hori M et al., Anti-Aging Medicine,2012

二番茶といった、早めの時期に収穫された緑茶のほうがAGEsの抑制効果が高い傾向にあります。

糖化を抑えるデザート

AGEsを抑えたいときに食べるデザートの選択としては、ケーキやアイスクリーム、チョコレートといった**均一な甘さのあるものは避けたほうがよい**です。そういった食品には、大量の砂糖が含まれているためです。デザートとして食べるなら、ビタミンCや食物繊維といった体によい作用をもたらすさまざまな栄養素を含んだフルーツなどがおすすめです。

【糖化しない食べ方】
サプリの活かし方

「補因子NAD」の力

前述したように、「NAD（ニコチンアミドアデニンジヌクレオチド）」は、アルデヒドを代謝する補因子です（P99）。NADには、酵素のサポート、有酸素代謝のサポート（脂肪酸の代謝、TCA回路の円滑化)、老化を制御するサーチュイン遺伝子の活性化といった重要な役割がありますが、アルデヒドが暴走すると大量に消費されて、これらの役割を十分に果たせなくなってしまいます。そこで不足したNADを補うサプリメントとして注目されているのが**「NMN(ニコチンアミドモノヌクレオチド)」**です。NMNは、NADの材料となる物質で、1日150~300㎎の摂取が目安。朝2カプセル、または夜1カプセルを飲んでみると、睡眠の質が上がるといった効果が期待できます。

アルギニンと亜鉛のサプリもおすすめ

アルギニンはアミノ酸の一種で、**成長ホルモンの生成**に関わります。ただし、アルカリ性なので、そのまま飲むと胃に負担がかかるため、同量のクエン酸と一緒に炭酸水に混ぜて飲むのがおすすめです。亜鉛は、**タンパク質やDNAの合成に必要なミネラルで**、激しい運動やダイエットをしている人は不足がちになるため、サプリで補給するのもよいでしょう。ただし、長く摂り続けると、吐き気や下痢などの副作用が起こる場合もあるため、亜鉛の量を検査してから飲むことを推奨します。

糖化から体を守る「運動法」

糖と脂が過剰な生活から脱却し、糖化しにくい体をつくるには、運動の習慣化も効果的です。体内の糖質や脂肪をエネルギーとして消費してしまえば、アルデヒドの暴走を抑え、AGEs生成のリスクを軽減することができます。

【糖化しない運動法】

運動の種類は関係なく、継続が大事！

体を糖化（アルデヒドの暴走）から守るには、とにかく安静にする生活は避けたいところ。糖と脂を多少摂りすぎても、運動で消費することができれば、高血糖や脂肪酸の酸化を抑えることができるからです。

とはいえ、運動不足の人にとって、運動習慣をつけることは結構ハードルが高いと感じてしまうもの。だからこそ、無理をしない範囲でよいので**「とにかく続けられそう」と思えることから始める**のがおすすめです。

たとえば、公園の散歩でも十分。すでに実践している人も**「今より15分増やす」ことを目標に、体を動かす習慣をつける**のが大事です。楽しさを求めるなら、テニスでもゴルフでもなんでもOK。安静な生活から脱却することを最優先にしましょう。

今よりプラス15分！

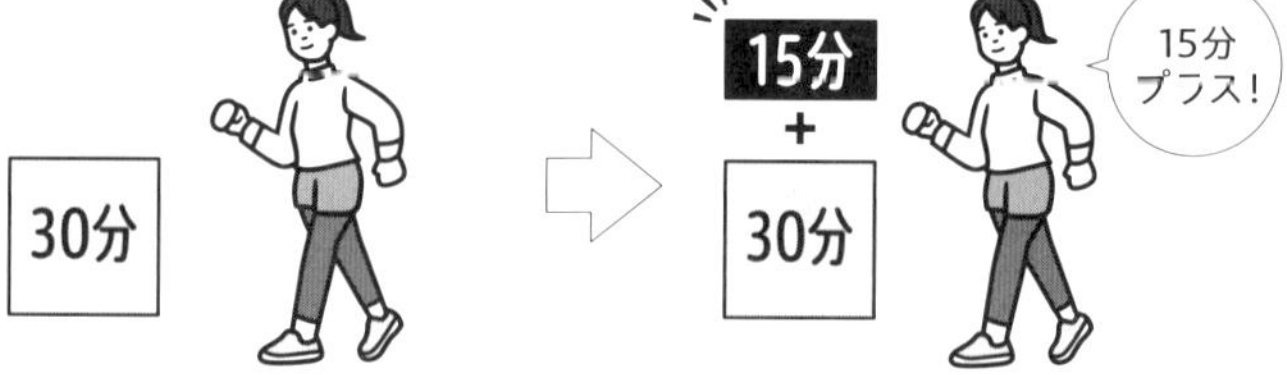

現在**30分**ウォーキングしている

歩く時間を**45分**に増やす

【糖化しない運動法】

食後に15分のスローウォーキング

食後高血糖を抑えたいという場合は、食後すぐの運動を推奨します。**食事をすると、小腸から吸収されてすぐに血糖が上昇する**ため、そのタイミングで運動することで、エネルギーとして消費してしまえば、血糖スパイクも起こりにくく、アルデヒドスパークも予防することができます。

ただし、食後すぐに激しい運動をすると、お腹が痛くなる可能性があるので、**ゆっくりとしたスローウォーキングで15分ほど歩く**くらいがよいでしょう。もしくは、家のなかでソフトゴムバンドを使って運動する（P178）のも血糖値上昇の抑制に有効です。

スローウォーキングのコツ

- **歩数は急に増やさない**
  急に運動量を増やすと、故障するリスクが高まる。
- **最大1万歩までに抑える**
  過剰な運動負荷は、逆に健康効果が低下する場合も。
- **無理をしない**
  無理をしすぎると長続きしにくい。
- **食後30分以内に15分歩く**
  食後高血糖を避けるには、食後の軽い運動が有効。

【糖化しない運動法】
筋トレやエクササイズで糖化を防ぐ

年齢を重ねるほど、筋肉量は減っていきます。30歳を過ぎると年間1％ずつ筋肉量が減ってくるといわれますが、特に**65歳以上になると3ヵ月で1％減少してしまう**ともいわれています。

筋肉量が減ると、エネルギー源として消費される糖質の量も減ってくるため、血糖スパイクを起こしやすくなりますし、余剰分が体脂肪となってアルデヒドスパークを誘発するリスクも上がってしまいます。

特に**機能年齢チェックで筋肉年齢が弱点だと判明した場合は、運動のなかでも筋トレを選択すると、糖化ストレス対策としては効果的**です。

具体的になにをやるかという決まりはありませんが、おすすめは太ももや体幹（特に腹筋）を鍛えること。週に3回でもよいので1日10回を目安に筋トレを行うようにしましょう。腕立て伏せもおすすめですが、負荷が高すぎるので、ひざをついた斜め腕立て伏せを20回、もしくは子ども用の鉄棒で斜め懸垂を20回できるようになると上出来です。

糖化しない筋トレ① ハーフスクワット

目安 10回×週3回

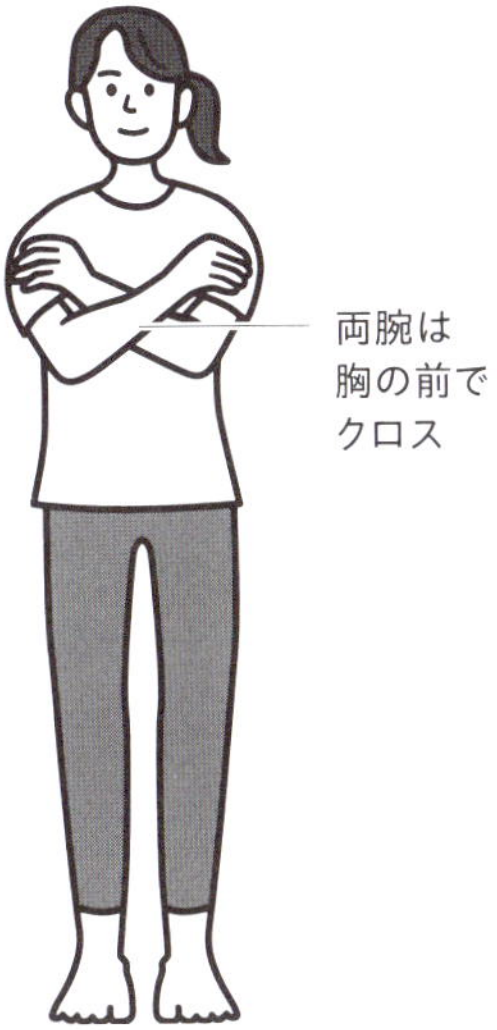
両腕は
胸の前で
クロス

1

**両脚を肩幅くらいに
開いて立つ**

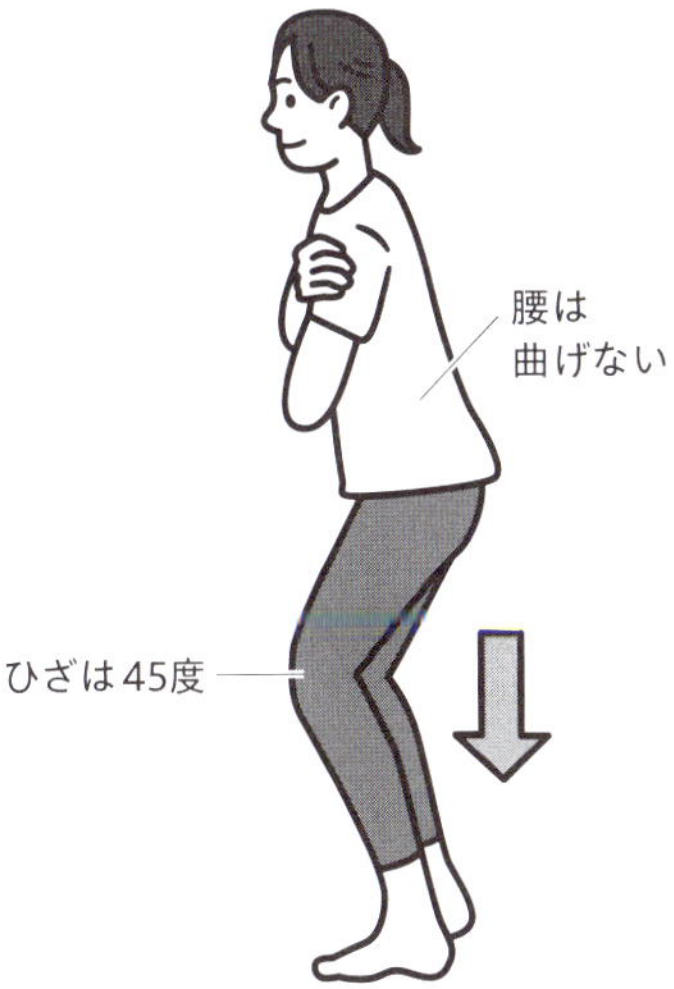
腰は
曲げない
ひざは45度

2

**両ひざを45度くらい
曲げながら腰を落とし、
1に戻る**

糖化しない筋トレ② 斜め腕立て伏せ

目安 20回×週3回

1 床に両手と両ひざをつけて、両腕を立てる

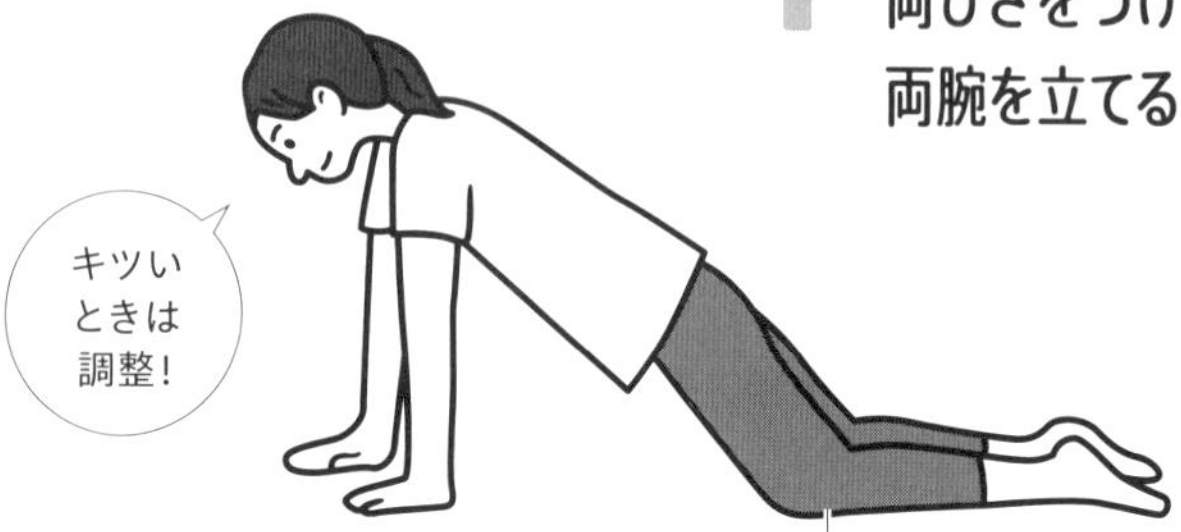
キツいときは調整！
ひざを上半身に
近づけるほどラクになる

2 両ひじを曲げ、1に戻る

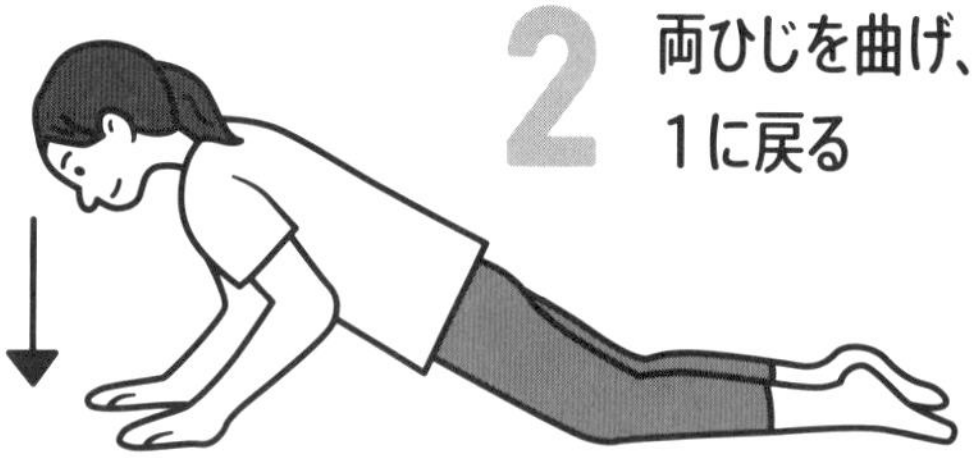

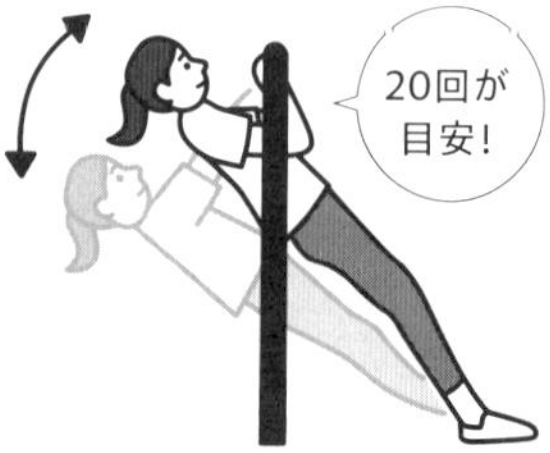

コレもおすすめ

子ども用の低い鉄棒で斜め懸垂もおすすめ！

糖化しない筋トレ③ 腹筋運動

目安 10～20回×週3回

1 あお向けになって両手は太ももの上に

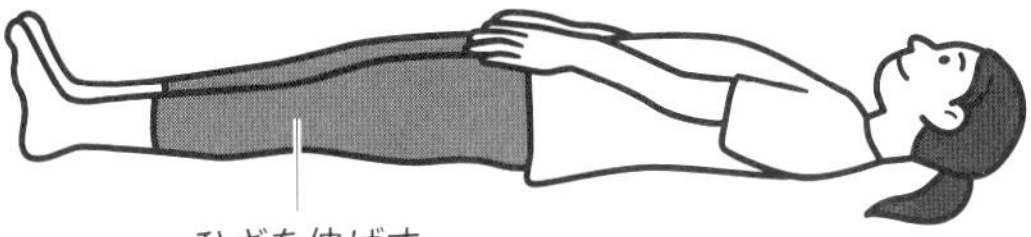
ひざを伸ばす

2 お腹の力で起き上がり、1に戻る

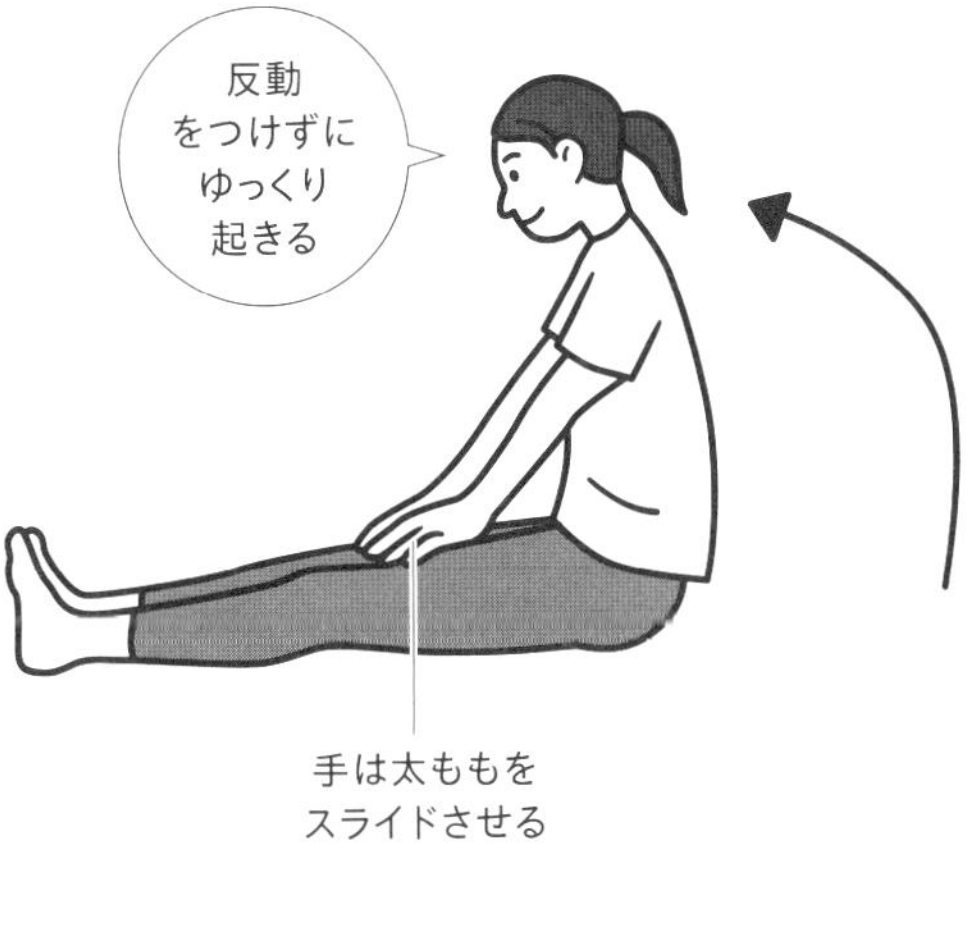
反動をつけずにゆっくり起きる
手は太ももをスライドさせる

【糖化しない運動法】毎日5分のストレッチ

関節には、可動域（動かせる範囲）というものがあり、**普段から動かしていないと、関節がどんどん固まってきて可動域が狭くなってしまいます**。

　可動域が狭くなると、生活のクオリティが低下し、糖化のリスクも上昇してしまうため、毎日5分だけでもストレッチをして、可動域をキープしておくことが大切です。

　たとえば、50歳で自分の足の爪が切れなくなる人もいれば、70歳でも切れる人がいます。こうした身体的な機能の差は、体をケアする意識の差ともいえるのです。

毎日5分のストレッチ① 背中を伸ばす

目安 15秒×2〜3回

1 四つんばいになって両手をやや前につく

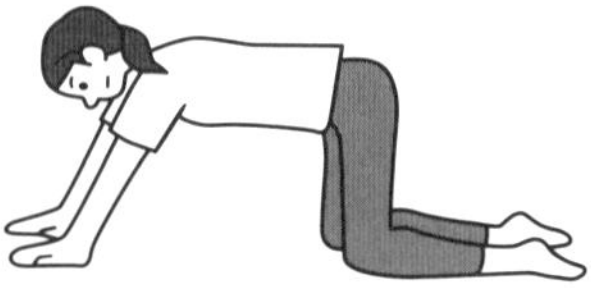

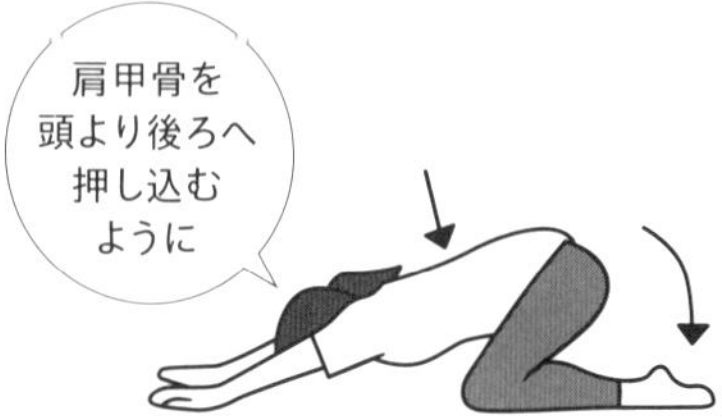

2 お尻を下ろして背中を伸ばす

毎日5分のストレッチ② 腰を左右にまわす

目安 15秒×2～3回

1 あおむけになって
両ひざをそろえて立てる

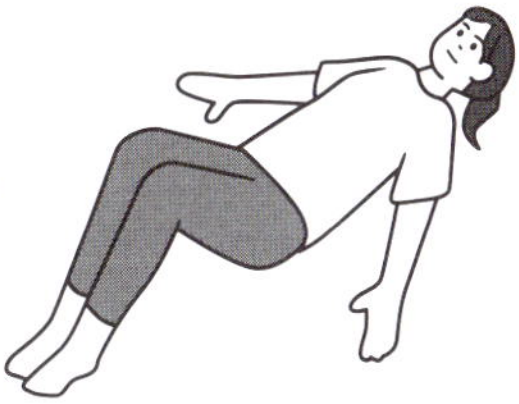

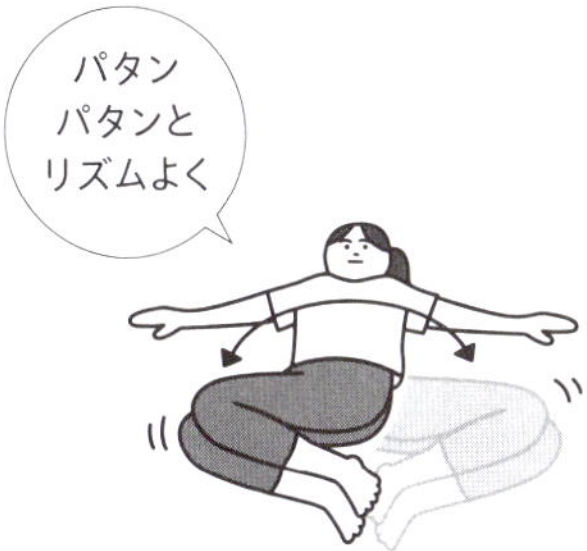

2 両ひざを
左右交互に倒す

毎日5分のストレッチ③ 腰を丸めてゆり動かす

目安 15秒×2～3回

1 あおむけになって
両ひざを抱えながら
ゆらゆら動く

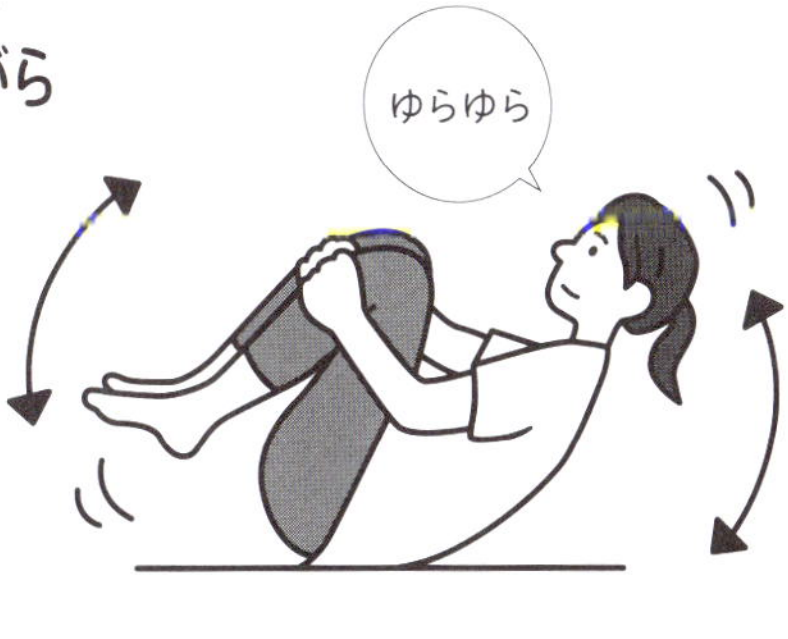

毎日5分のストレッチ④　脇を伸ばす

目安｜左右各15秒～20秒

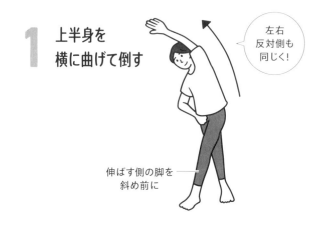

1　上半身を横に曲げて倒す

毎日5分のストレッチ⑤　お尻を伸ばす

目安｜左右各15秒～20秒

1　イスに座って脚を4の字に組む

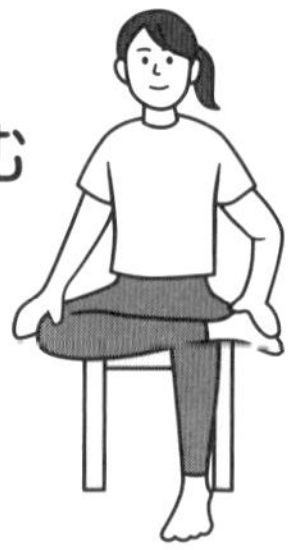

2　上半身を前に倒す

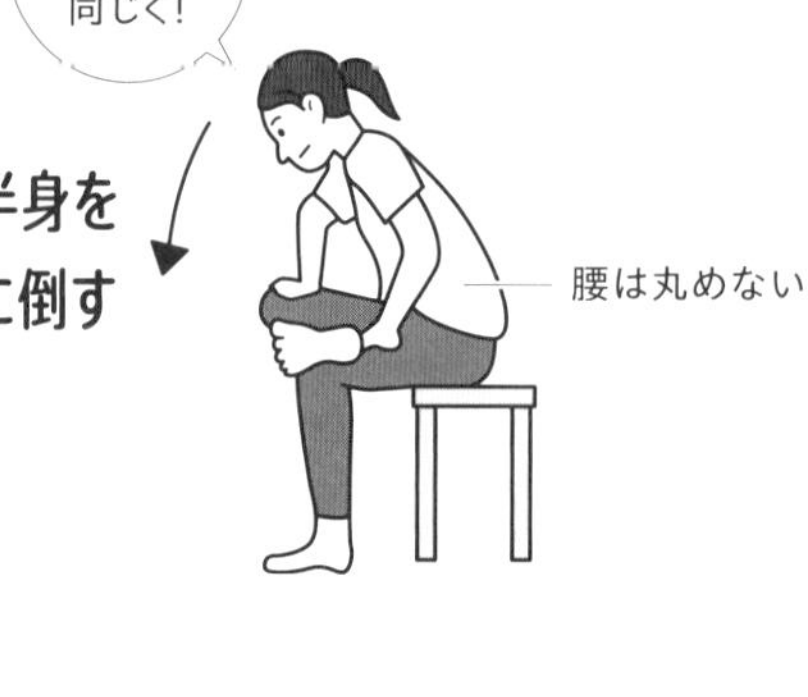

毎日5分のストレッチ⑥　前ももを伸ばす

目安｜左右各15秒〜20秒

1 うつ伏せになって片足をつかみ、お尻のほうに引き寄せる

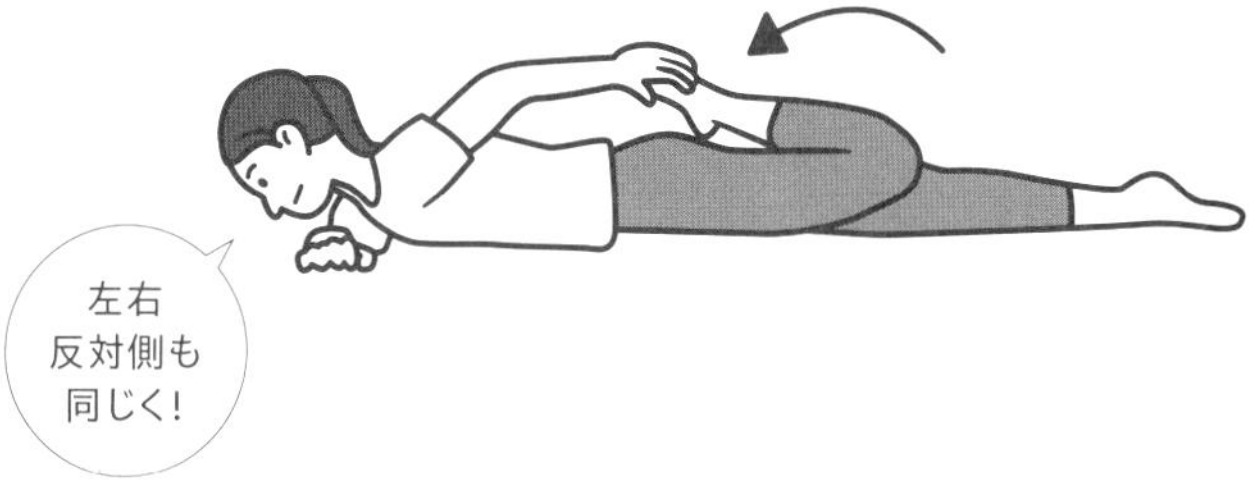
左右
反対側も
同じく！

毎日5分のストレッチ⑦　もも裏を伸ばす

目安｜左右各15秒〜20秒

1 長座の姿勢から上半身を前に倒す

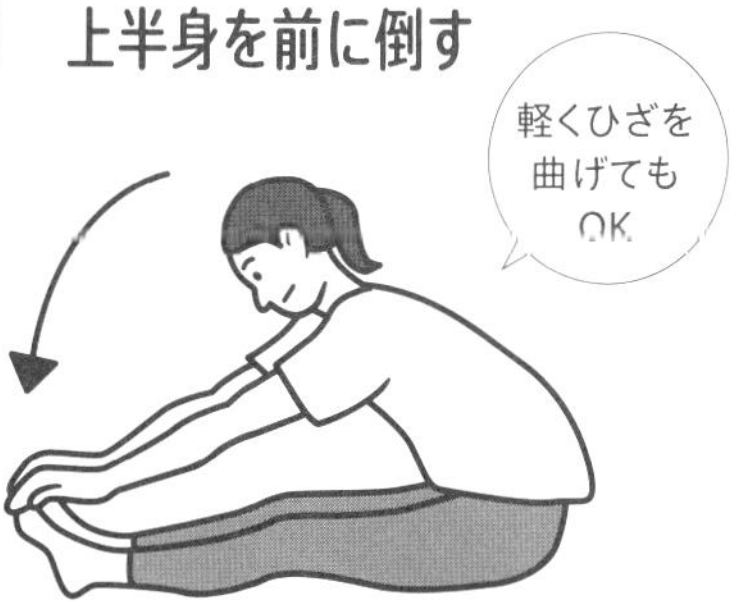
軽くひざを
曲げても
OK

コレもおすすめ

つま先を内外に動かすのもおすすめ！

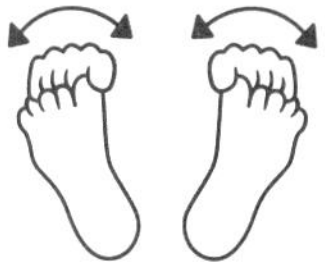

【糖化しない運動法】
食後におすすめ！　ソフトゴムバンドを用いた筋負荷運動

エクササイズ用のソフトゴムバンドは、簡単な動きで筋肉に負荷をかけられるので、とても便利です。

しかも、**食後にソフトゴムバンドを利用したエクササイズを実施したところ、食後高血糖を抑える効果があった**という研究報告もあります。

体にきつくない運動なので、食後の血糖値上昇を抑えたい場合に、スローウォーキングの代わりに実施するのもおすすめですし、日課として筋トレメニューに組み込むのもよいでしょう。

ゴムバンドトレーニング①
後ろで両腕を開閉する
目安　10回×週3回

1 ゴムバンドを両手で後ろ側に持つ

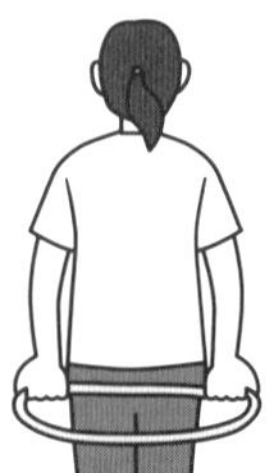

2 両腕を左右に広げる

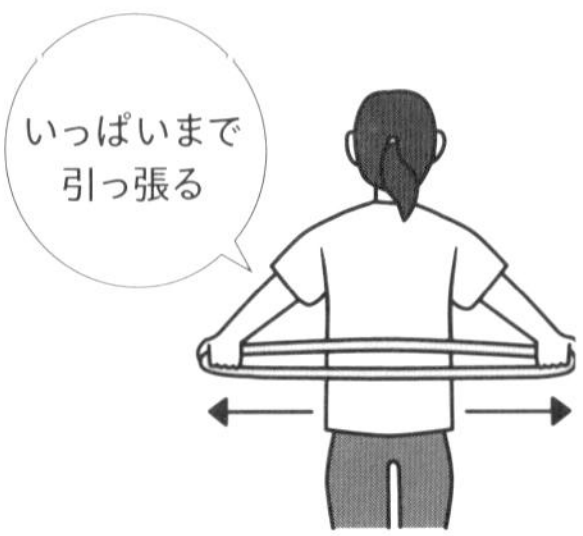

ゴムバンドトレーニング②

バンザイスクワット

目安 10回×週3回

1 ゴムバンドを両足で踏み、両手で持ちながら腰を落とす

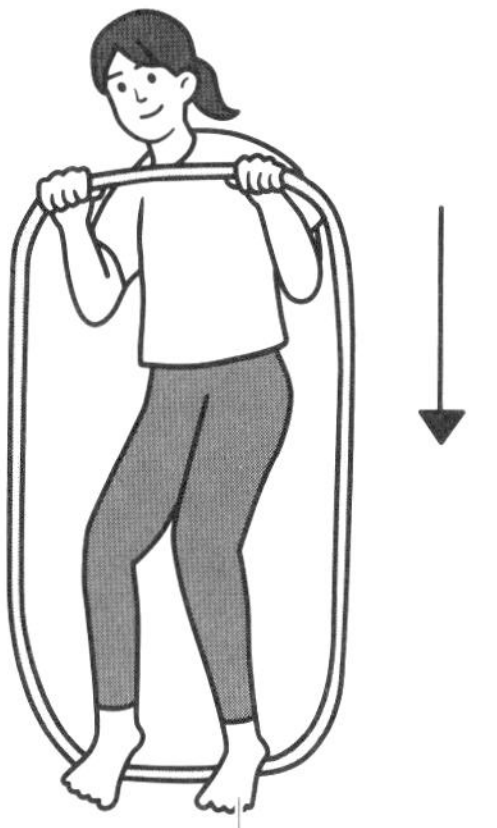

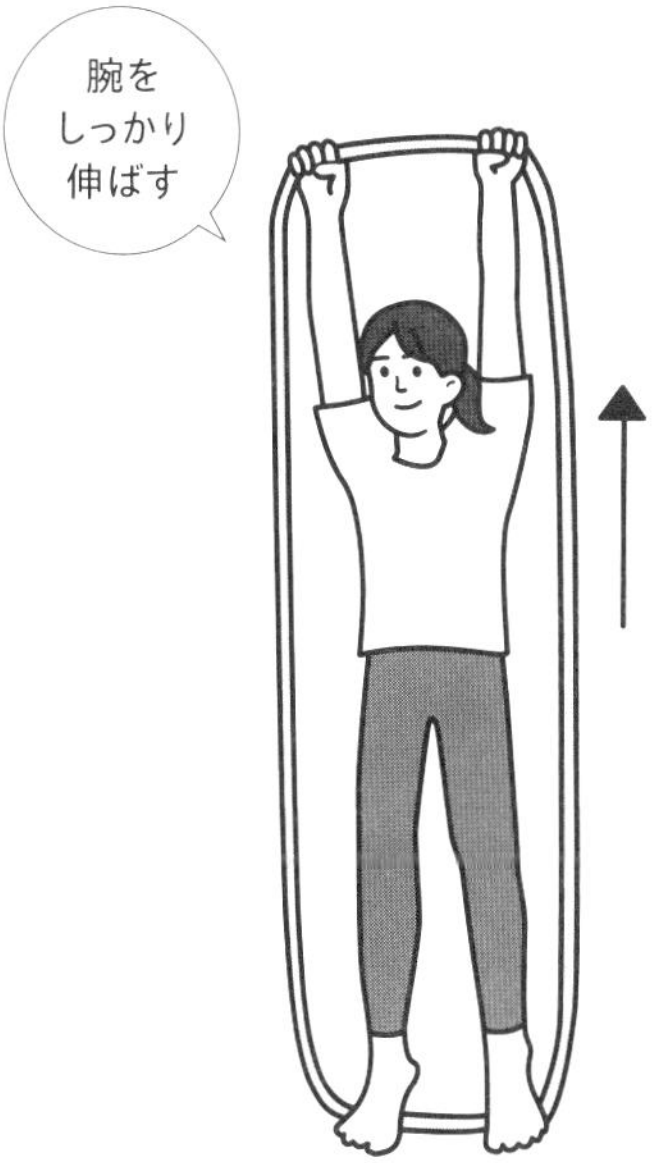

2 バンザイをしながら立ち上がる

【糖化しない運動法】

ホットヨガは精神的にも肉体的にも健康増進の効果

常温のヨガに温熱療法を加えたものが「ホットヨガ」です。ホットヨガを3ヵ月間実施した実験では、長寿遺伝子と呼ばれる「サーチュイン6」の発現量が増えたという報告があります。

また、サウナは、自律神経のバランス改善に有効です。熱いサウナで副交感神経を刺激しながら血管を広げ、冷水で交感神経が優位になって血管が収縮します。外気浴でリラックスした際には血管が広がり、このような**血管の拡張と収縮を繰り返すことで、自律神経を整えていく**のです。自律神経のバランスが改善すると、糖化リスクも軽減します。

ホットヨガやサウナもおすすめ！

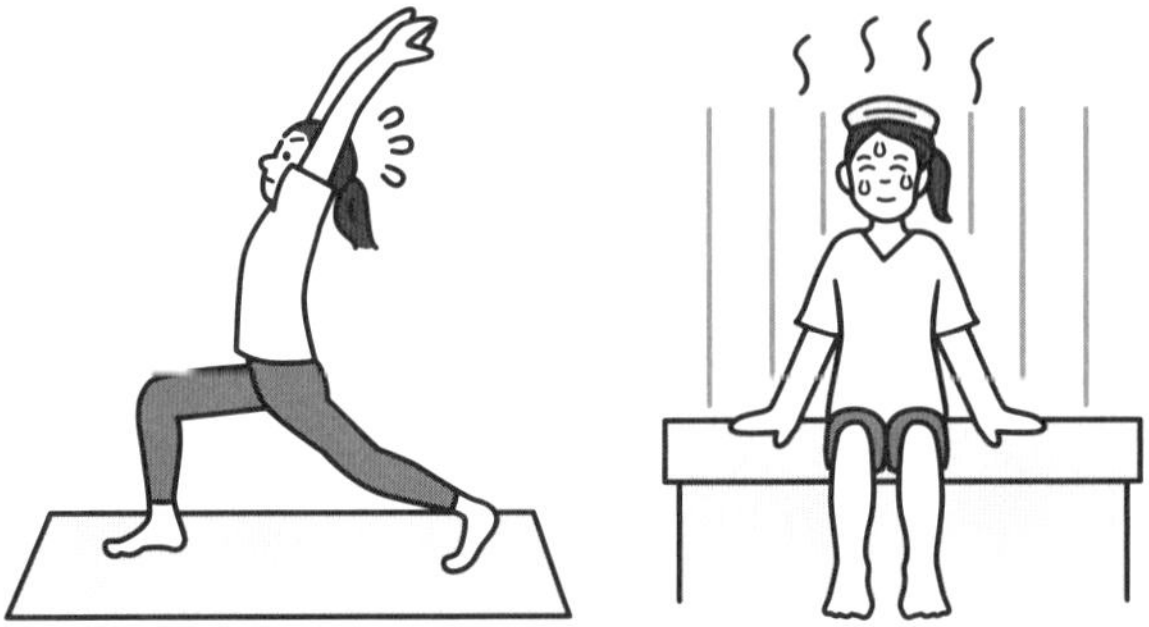

自律神経を整える

「生活習慣」糖化から体を守る

糖と脂の過剰摂取によるアルデヒドの暴走、そして糖化から体を守るには、食事や運動のほか、睡眠をはじめとする生活習慣の改善も必要です。特に睡眠の質は成長ホルモンの分泌に影響し、病的な老化の予防には欠かせません！

【糖化しない生活習慣】

1日の生体リズムに合わせて生活する

時計遺伝子の25時間周期のプログラムによって、体内時計がコントロールされていますが、前述したように、地球の24時間周期とのズレを調節するためにリセットが必要です（P66）。そのためには、しっかり朝食を摂り、朝日を浴びること。朝から時計タンパク質が生成され始め、夜9～10時頃にピークになって、そこから減っていくというサイクルが生体リズムをつくっています。**生活のベースをそのリズムに合わせることが、余計な糖化を起こさず、病的な老化を抑制する**のです。

そのリズムは、自律神経のリズムなどともリンクしており、朝から交感神経優位に切り替わって活動性が上がり、夕方から夜にかけて副交感神経が優位になって、休息モードに切り替わります。食事や睡眠のタイミングといった生活行動が、これらのリズムから外れると、ホルモン分泌のバランスが乱れたり、食後の血糖値が余計に上がったり、代謝が低下したり、体の生体機能にさまざまな影響が出てきます。

ですから、朝起きて、しっかり3食を摂りながら、昼間は活発に動き、夜11時までには心身を休めて就寝するというメリハリのある生活を適正なリズムで送ることが大切なのです。

【糖化しない生活習慣】

理想の睡眠時間は7時間半

睡眠ホルモン「メラトニン」

質のよい睡眠に欠かせないのが、メラトニンという睡眠と関係が深いホルモンです。脳の奥にある松果体《しょうかたい》という部位でつくられ、「天然の睡眠薬」とも呼ばれています。

メラトニンは、光の明暗で分泌のスイッチが切り替わるため、夕方頃から分泌が始まり、起床して朝日を浴びることでストップします。前述した生体リズムがリセットされるのも、メラトニンの分泌の停止が関係しており、朝日を浴びることが、夜のメラトニン分泌を正常に機能させるための大切な儀式ともいえます。

したがって、**夜の就寝時には明かりを消して真っ暗にする**ことも大事。ベッドの上でスマートフォンを操作したり、パソコン作業をしたりするのは、メラトニンの分泌を妨げることになります。

就寝の1時間前には、そうした行動は控えるようにしましょう。

ノンレム睡眠とレム睡眠は5サイクルが理想

夢を見ている浅い眠りを「レム睡眠」、ぐっすり深い眠りを「ノンレム睡眠」といいますが、人間は、このふたつの睡眠を交互に繰り返しながら眠っています。

浅いレム睡眠の脳波であるシータ波から、深いノンレム睡眠のデルタ波に切り替わり、再びシータ波になるというサイクルを繰り返しますが、このワンセットは平均すると90分ほど。重要なのは、**入眠から3時間ほど経過した2サイクル目の終わりに、成長ホルモンの分泌がピークに達する**ことです。時間帯も重要で、夜に眠らないと成長ホルモンは大量に分泌されません。

この**睡眠サイクルの理想は、5サイクル**と考えます。90分×5＝7時間半に相当しますが、成長ホルモンの分泌や生体リズムの調整などを考慮すると、それくらいの睡眠時間が適

理想の睡眠サイクル

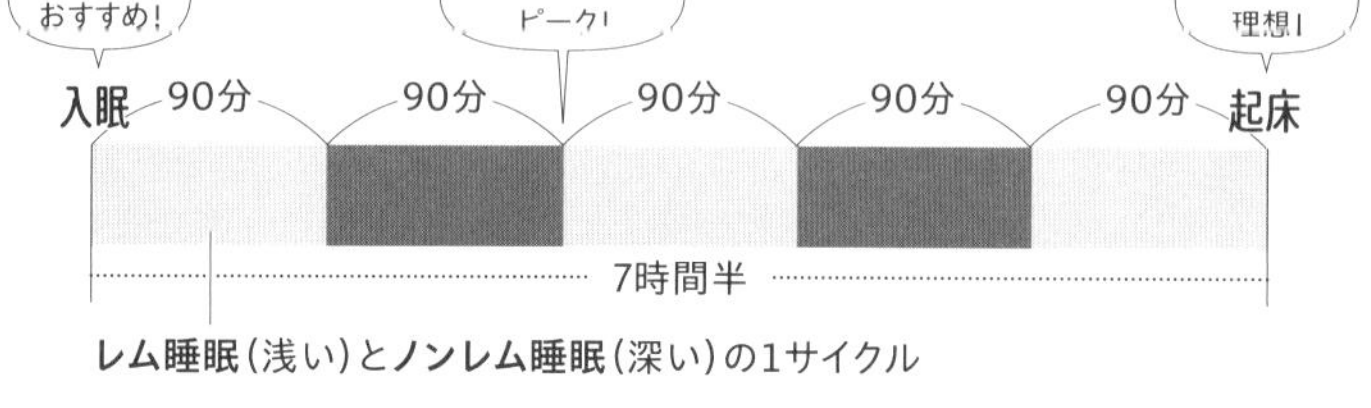

切といえます。難しい場合は、せめて4サイクル（90分×4＝6時間）を目指しましょう。

睡眠の質と糖化ストレスのさまざまな関係

睡眠の質は、糖化ストレスにも深く影響します。普段睡眠不足気味の人に対し、11時間寝た後と3時間しか寝ていない場合の朝食後の血糖値を調べたところ、3時間睡眠の場合のほうが血糖値の上昇が高くなりました。このことからも**睡眠不足は、血糖スパイクを起こしやすくする**と考えられます。

また、睡眠ホルモンのメラトニンは睡眠中に脳内のAGEsを分解する作用があり、**糖化や酸化ストレスから脳を守る**役割も果たしています。

このほかにも、睡眠不足になると、善玉のHDLコレステロールが減少したり、食欲を抑えるホルモン「レプチン」が減少して食べすぎを誘発したりするなど、睡眠は抗糖化生活に大きく影響するといえます。

一方、副腎皮質から分泌される「コルチゾール」というストレスに反応するホルモンは、成長ホルモンの分泌を抑制するので、就寝前にストレスになるような嫌なことは考えないようにしましょう。

【糖化しない生活習慣】
細かい手作業で神経系を刺激する

神経年齢に弱点がある場合は、神経を刺激するような習慣が必要です。神経も筋肉や骨と同じく、使わなければ減っていく運命にあるからです。

ウォーキングのような全身運動でも運動神経を使うので脳神経を刺激できますが、脳内の神経の体積を見ると、全身の大きな運動で刺激される領域と、指先や手先の細かい作業で使う神経領域は、同じくらいの大きさがあります。指先の動きは繊細なので、脳内でも大きな領域を占めているというわけです。

そのため、もし神経年齢に弱点があるとするならば、**全身運動と細かい手作業を組み合わせて実施することが効果的**です。大きな全身運動と細かい手作業を両方やることによって、**脳神経全体を刺激**することができるからです。

具体的に脳神経の刺激に有効な手作業は、「文字を書く」「絵を描く」「楽器を弾く」「麻雀やゲームをする」といった、手を細かく動かしながら頭を使うことならなんでもＯＫ。外に出かけて友人と趣味に興じるのも、脳にとってよい刺激になるでしょう。

手作業で脳を刺激する

文字を書く

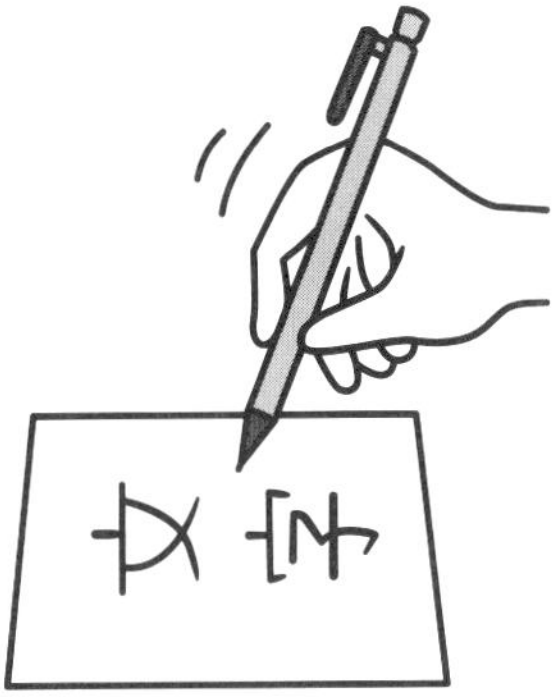

絵を描く

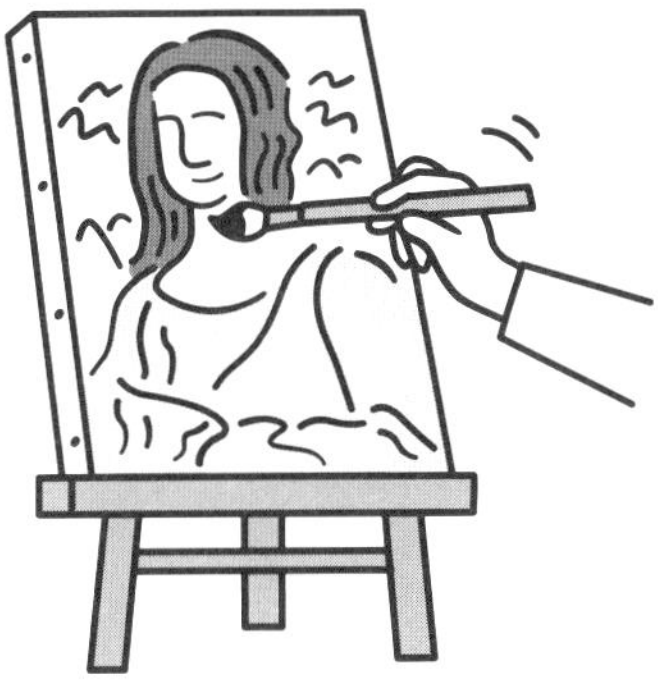

楽器を弾く

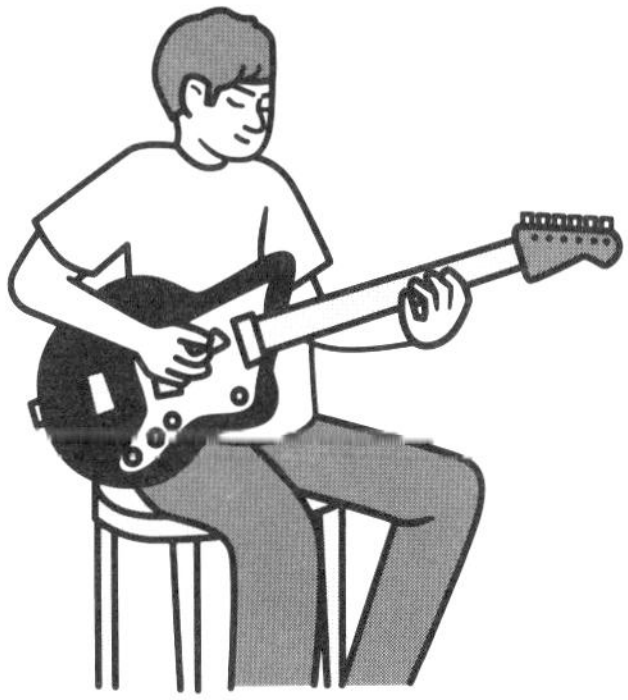

麻雀やゲームをする

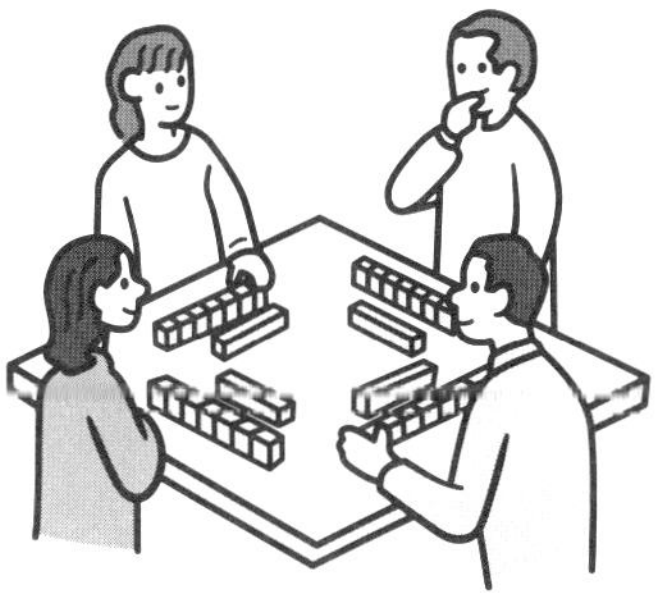

「機能年齢は、ほぼ実年齢以下」京都市下京区「健法塾」の16年

米井先生の抗加齢医学研究室による健康増進活動

最後に、著者が教授を務める同志社大学の抗加齢医学研究室が行う、「健法塾」という健康への取り組みを紹介します。2008年から京都市下京区で始めたウォーキングを中心とした活動を行う塾であり、2024年の参加者の平均年齢は82.3歳です。

この活動の面白いところは、毎月の歩数を記録するだけではなく、その歩数によって、「京都から東海道五十三次など諸街道の道のりをどこまで歩いたか」を、参加者に知らせるという試みです。研究室の学生に歩数データを取り込んでもらうことや、グループで歩数を共有するところも、参加者のやる気スイッチになっています。

また、年に1回のアンチエイジング検診で健康状態をチェックします。筋肉、骨、ホルモン、神経、血管の機能年齢を測定することで、自身の体の現状を知り、1年後の健康目標を立てる手助けをしています。

この活動によって、多くの参加者たちの機能年齢が、実年齢より若くなるという結果になりました。左ページの3名のグラフを見ると、右肩上がりとなる実年齢のデータより、その他のデータが年々下回っていくのがわかります。

健法塾が継続できた理由は、歩くモチベーションを維持するしくみが大きいと思いますが、それ以上にそれぞれの参加者たちの絆にあると考えています。互いに励まし合い、楽しみを共有すること。若返りの秘訣は、こうした仲間づくりにあるといえます。これからも互いに助け合いながら、活動を続けてほしいと思います。

参加者の皆さんに聞きました！

実年齢　血管年齢　神経年齢　ホルモン年齢　骨年齢　筋肉年齢

藤原芳雄さん　83歳

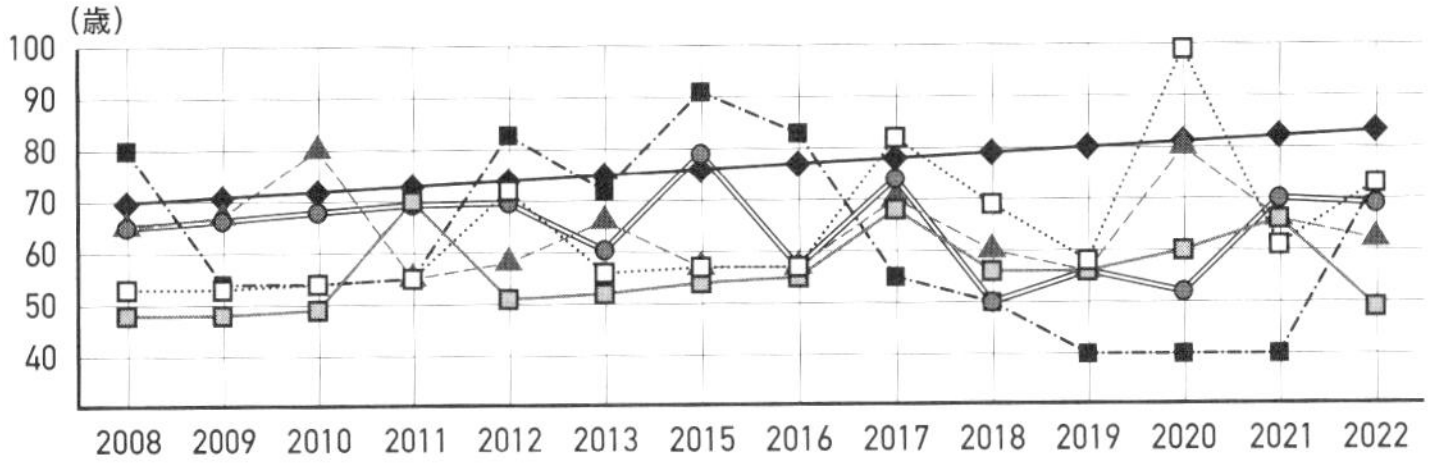

藤原さんはグループなら続くだろうと参加。毎日平均して8000 ～ 10000歩。足を骨折して歩けない時期もあったが、半年で5000歩も歩けるまで回復。「自分の足で歩けることが最高に幸せ」。

大田垣精子さん　83歳

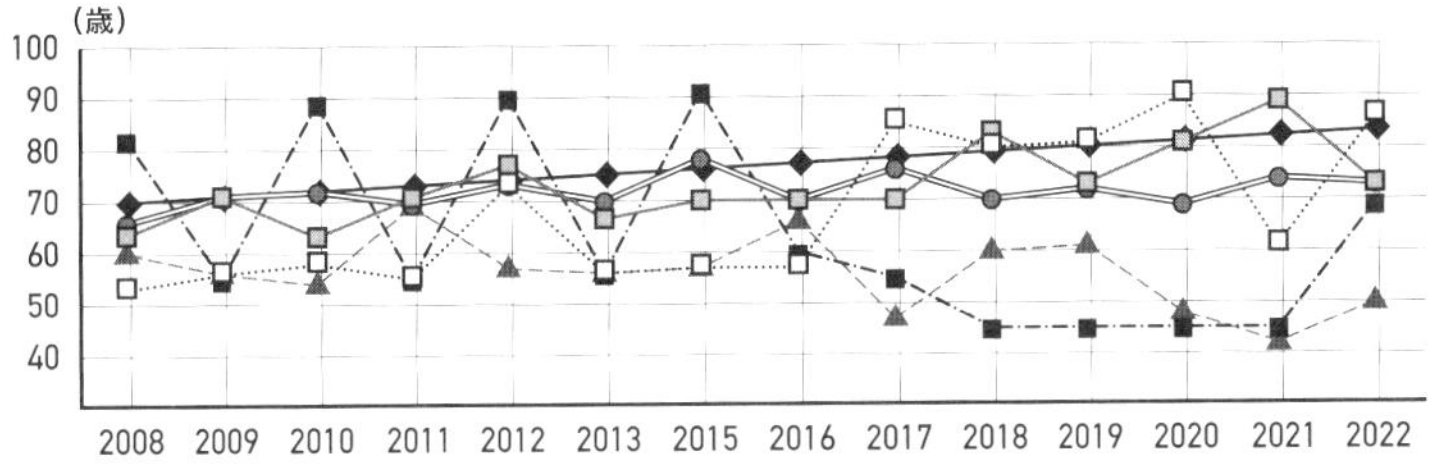

大田垣さんは毎日3000歩ほど。皮膚の老廃物が少なく、血管年齢が若いとデータが出たそう。みんなで集まって運動教室やフラダンスなど交流できるのがとてもいい。くよくよしないのが大事。

田中安男さん　78歳

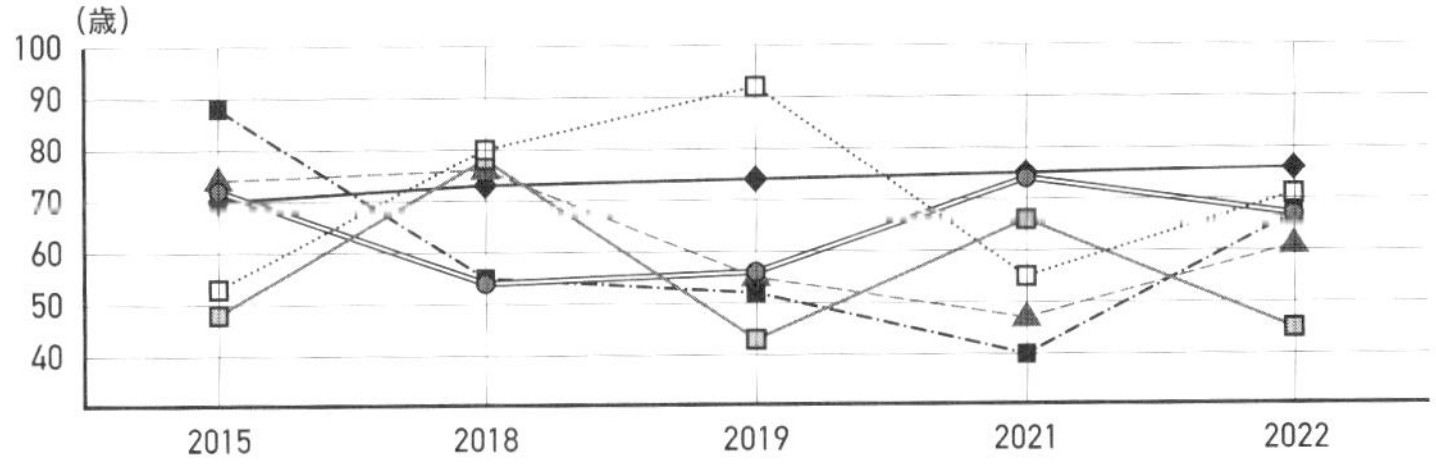

毎日5000歩くらい歩く田中さんは、グラウンドゴルフを10年以上継続中。血圧と肝臓の数値には自信あり。普段なら車で行くところも、できるだけ歩いて行く習慣がついたそう。

担当編集者も糖化ストレス対策をやってみた！

不惑を過ぎ、体の曲がり角に直面している担当編集者の私が、米井先生に機能年齢をチェックしていただきました。

結果としては、骨年齢以外の年齢が実年齢（46歳）より上でかなりショックな数値。趣味がランニングで、食事も気をつけていますが、まだまだ気をつけるべきところがあるということです。特に高値となった神経年齢（平均寿命を超えている!?）、ホルモン年齢のことを考えると、食生活だけではなく、生活習慣を変える必要があることがわかりました。

早速、本書にも掲載されている糖化しない生活習慣を実践。意識したのは、PFCバランス、噛む回数。筋トレ（斜め腕立て伏せ、腹筋運動、ハーフスクワット）も行い、サプリ（NMN）も摂りました。すると、皮膚のAGEsが2.0（51歳相当）だったのが、1ヵ月後には1.7（34歳相当）、悪くても1.9（45歳相当）になっていました。これは生活習慣を変えたおかげ。睡眠時間は改善しましたし、ストレスに弱いという診断も出ていたのですが、気持ちの面でも前向きに生活することができています。

担当編集者の機能年齢判定グラフ

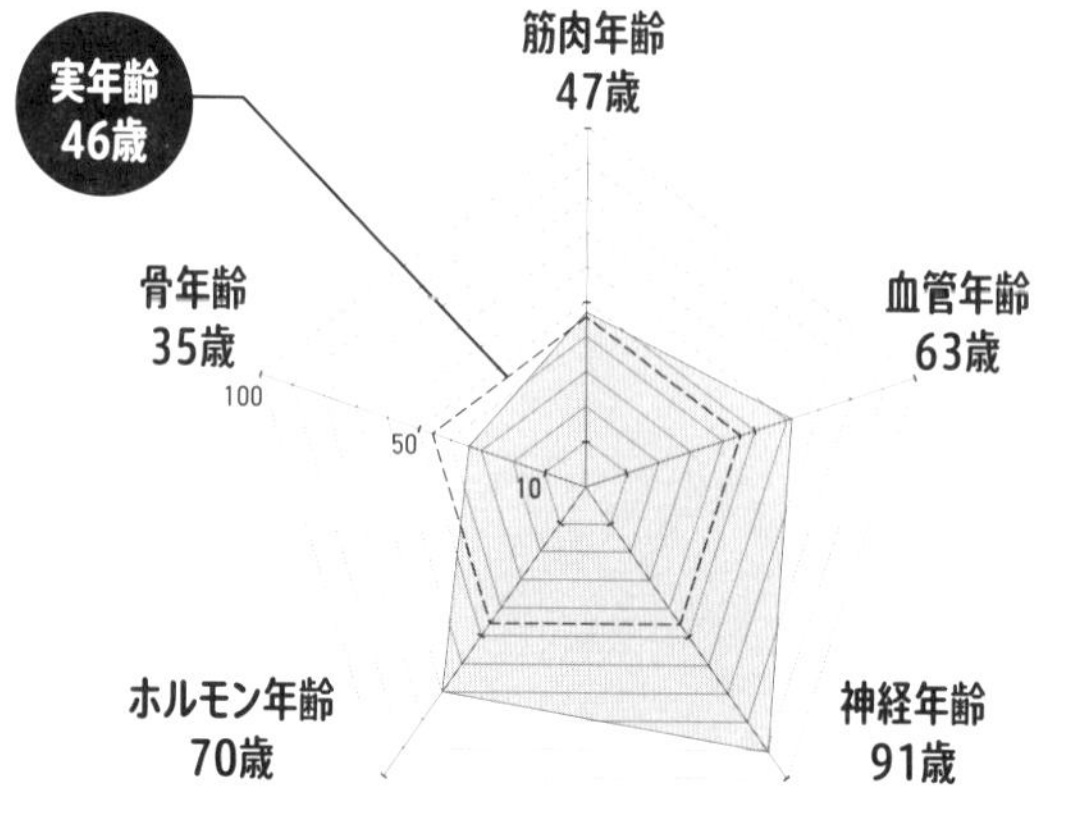

おわりに

私があとがきを書くのは、本の刊行がいよいよ大詰めになったときです。時は11月ですから、2024年も締めが近づいてきました。今年がどんな年だったか、ですって？ 私はいつも「今年がこれまでで最高です」と答えます。そう答えるようになったのは20年ほど前、ちょうど抗加齢医学（アンチエイジング医学）の勉強を始めた頃です。初めは無理やり「そう思おう」と努めた感じもありましたが、今ではごく自然にそう思えるようになりました。65歳を超えて、体力の衰えは自覚しますが、老年はひとつひとつと向き合って、「幸福な生活を送る要諦を見つける」ことが大切だといわれています。むしろ積極的な人生の転機と捉えたほうがよいというのです。これはローマ時代のキケロさん（紀元前106～紀元前43年）の教えです（著書『老年について』）。私は自称「アンチエイジングの伝道師」ですから、「哲学を学ぶ必要あり」と自覚した次第です。

難しいことを考える必要はありません。なにが楽しかったかを考えて、嫌なことは忘れましょう。

最近、衝撃的にうれしかったことは、MLBワールドシリーズで大谷翔平選手と山本由伸選手が所属するロサンゼルス・ドジャースが優勝したことです。私はロサンゼルスのUCLAに留学していた頃からのドジャースファンで、球場でも1度だけ観戦したことがあります。大谷選手は睡眠をとても大切にしています。もしかしたら、私たちの睡眠研究が大谷選手の活躍に貢献したかもしれないと思うだけでも、本当にワクワクしてきます。

最後に、本年最高の朗報です。なんと世界トップクラスの総合科学誌『Nature』が、私たちの研究に注目してくれたのです。2025年春に誌面に登場するかもしれません。この本にはそんな「とっておきの情報」が満載なのです。

同志社大学生命医科学部
アンチエイジングリサーチセンター教授
米井嘉一

米井 嘉一（よねい よしかず）

1958年東京生まれ。武蔵高等学校卒業、慶応義塾大学医学部卒業、同大学大学院医学研究科内科学専攻博士課程修了後、米カリフォルニア大学ロサンゼルス校留学。1989年に帰国し、日本鋼管病院（川崎市）内科、人間ドック脳ドック室部長などを歴任。2005年、日本初の抗加齢医学の研究講座、同志社大学生命医科学部アンチエイジングリサーチセンター教授に就任。2008年から同大学大学院生命医科学研究科教授を兼任。日本抗加齢医学会理事、糖化ストレス研究会理事長、（公財）医食同源生薬研究財団代表理事。医師として患者さんに「歳ですから仕方がないですね」という言葉を口にしたくない、という思いから、老化のメカニズムとその診断・治療法の研究を始める。現在は抗加齢医学研究の第一人者として、研究活動に従事しながら、研究成果を世界に発信している。最近の研究テーマは老化の危険因子と糖化ストレス。主な著書に『アンチエイジングは習慣が９割』（三笠書房）、『若返りホルモン』（集英社）など多数。

編集・構成	千葉慶博
カバーデザイン	鈴木大輔（ソウルデザイン）
本文デザイン	江﨑輝海（ソウルデザイン）
本文イラスト	平松 慶
校正協力	株式会社ぷれす

糖と脂で体は壊れる
疲労、病気、老化の原因「糖化」の正体

著　者　米井嘉一
発行者　池田士文
印刷所　萩原印刷株式会社
製本所　萩原印刷株式会社
発行所　株式会社池田書店
〒162-0851
東京都新宿区弁天町43番地
電話 03-3267-6821（代）
FAX 03-3235-6672

落丁・乱丁はお取り替えいたします。

ISBN 978-4-262-12414-8

[本書内容に関するお問い合わせ]
書名、該当ページを明記の上、郵送、FAX、または当社ホームページお問い合わせフォームからお送りください。なお回答にはお時間がかかる場合がございます。電話によるお問い合わせはお受けしておりません。また本書内容以外のご質問などにもお答えできませんので、あらかじめご了承ください。本書のご感想についても、当社HPフォームよりお寄せください。
[お問い合わせ・ご感想フォーム]
当社ホームページから
https://www.ikedashoten.co.jp/

25000001